Move Well, Avoid Injury
What Everyone Needs to Know
About the Body
Barbara Conable
& Amy Likar

DVD
BOOK

ボディ・マッピング

だれでも知っておきたい「からだ」のこと

バーバラ・コナブル
エイミー・ライカー
小野ひとみ 訳

春秋社

はじめに

このＤＶＤには、人間の体《からだ》についてのたくさんの情報と、深い洞察がつまっています。人は、体の本来の構造と機能にしたがって、適切に、快適に動いていれば、ケガや故障を避けることができるのです。ＤＶＤはそのための大切なガイドとなるでしょう。この本は、あなたの目的に応じて、ＤＶＤから必要な情報を引きだすことができるように構成されています。

第1章は、ＤＶＤの使い方です。あなたの脳の中にあるボディ・マップ〔体の地図〕をより良くするために、このＤＶＤをどう活用するかを説明しています。

第2章と**第3章**は、さまざまなボディ・ワークを実践し、人を指導する立場のトレーナー（特にアレクサンダー・テクニークの教師）を対象にした解説です。ＤＶＤとボディ・マッピングを活用して、生徒をより良く指導できる方法を提案します。第4章はそのまとめとして、ボディ・マッピングをワークで活用すべき10の理由をあげています。

付録1はこのDVDの科学的根拠を、**付録2**は、ボディ・マッピングがどのように誕生したかの由来を説明しています。**付録3**は、〈建設的な休息〉というワークについて、詳しく解説しています。これはボディ・マップを修正し、より精密なものにする、優れたワークです。DVDの中でも、どのようにおこなうかを説明しています。

付録4は、このDVDを使ってボディ・マッピングをおこなうとき、どのようにプランを立てるかのアドバイスで、詳しいチェックリストもあります。このチェックリストは、DVDと同じ順番に並んでいるので、DVDのどのチャプターを、特に気をつけて見ればよいかがわかります。

ボディ・マップとマッピング

ボディ・マッピング〔Body Mapping〕とは、効率的で、優美で、バランスのとれた動きができるように、ボディ・マップを意識的に修正し、精密にする方法のことをいいます。**ボディ・マップ**〔Body Map〕とは、人間の脳の中にある、体の地図のことです（自己の表現図、内部表現とも呼ばれます）。地図が正確ならば、適切に動くことができますが、地図に間違いがあったり不正確だと、実際の動きも、その間違いにしたがって、良くない動きになります。マップを修正できれば、動きも改善します。

ボディ・マッピングの長所は、学習者が目をみはるほど急速な進歩をとげることが多いということです。他のさまざまなボディ・メソッドを教えている多くの人たちが、ボデイ・マッピングを使うことによって、生徒の進歩が早くなると証言しています。

アレクサンダー・テクニーク

アレクサンダー・テクニークは、自己《セルフ》の使い方、特に体の動きを改善するためのメソッドとして、たくさんの人から注目され、高い評価を得ています。フレデリック・マサイアス・アレクサンダー〔Frederick Matthias Alexander　1869-1955〕によって、一世紀以上も前に創始されました。彼は俳優としてオーストラリアで活躍していましたが、発声のトラブルに悩まされ、それを解決するためにこの独創的なメソッドを生みだしたのです。のちに彼はイギリスに渡り、教育者として活躍しました。

時を同じくして、他のさまざまなメソッドも各地で創始されました。フェルデンクライス、ピラティス、ラバン・ムーヴメント……こうしたメソッドは、今日では、ボディ・ワークまたはソマティクスと総称されています〔somatics　心と体は別のものという近代の身体論に対して、自己とは心身が一つに統合された存在ととらえ、本来あるべき自然な心身を取り戻すために開発されたワークのこと〕。

スイスでは、こうしたメソッドは、ある特定の症状についてはその効果が医学的に証明できるとされ、近代医学を補完する療法《セラピー》として、日常の健康管理の一環として広くおこなわれています。

先見の明のある教育者たちは、最終的には、すべてのメソッドを統合するソマティクスの誕生を待ち望んでいますが、本書で紹介するボディ・マッピングは、これらすべてのメソッドの質を向上させる可能性を秘めています。

ボディ・マッピングは面白い

この序文の最後に、もうひとことだけ、付け加えておきたいキーワードがあります。それは、「ボディ・マッピングは面白い」ということです。さまざまな「補完的な療法」は、効果的であるものの、率直に言って「面白い」ものではありません。でもボディ・マッピングは、楽しみながら、動きを改善していくことができます。

自分のボディ・マップに間違いを見つけると、私たちは思わず、自分の思い込みの滑稽《こっけい》さに笑ってしまいます。そして、その面白さにどんどんはまっていきます。

「手首って実際にはどこにあるの?」
「顎《あご》は実際にどこから開くの?」

そんな質問をされたら戸惑うかもしれませんが、本当のことを知ったら、その意外さにびっくりして、面白いと感じることでしょう。腰の痛みに悩んでいる人が、「腰」は本当は体を支えるものではない、と知ったら、そして実際に動きが変わって楽になったら、もっと体のことを学びたいと思うはずです。

そうやって楽しみながらマッピングをしているうちに、あなたのボディ・マップはどんどん精密になっていき、完璧な、美しい動きを生みだす基礎となってくれるはずです。あなたはきっと、自分のボディ・マップに満足感とハッピーな誇りを覚えながら、学習を終えることができるでしょう。

目次◆ボディ・マッピング

〈DVD BOOK〉

ボディ・マッピング

だれでも知っておきたい「からだ」のこと

第1章　このDVDの使い方

人間の脳の中には、体の地図があります。同じような地図は、リスの脳にもあります。この地図は、時間をかけて相互的に作られたニューロンのネットワークで、これによって体の動きが可能になります。子リスが成長して、自由に走りまわったり跳びはねたりできるようになるまで、時間をかけて、精巧な地図が作り上げられていきます。人間の子どもも、生まれてすぐは寝返りも打てなかったのに、3年もたつと、リスと同じように走りまわることができます。話したり、歌ったり踊ったりできるのも、脳が作り上げたボディ・マップのおかげです。

リスのボディ・マップは、脳そのものの成長の範囲以上に成長することはありません。人間のような大きな脳を持たず、意識と言語を生みだす構造・性質・環境を持たないので、ボディ・マップの中に「自分独自のマップ」を作ることができないのです。新しい体験によって、ボディ・マップをさらに成長させるという選択肢そのものがありません。人間の、たとえばヴァイオリンを弾くといった複雑な行動は、「マップの中のマップの、さらにその中の「マップ」が必要で、脳の高度な創造と調和を必要とします。

マップの間違いは修正できる

あなたのボディ・マップが正確ならば、適切に動くことができます。でも、マップに間違いがあれば、それに応じて、動きも損なわれます。たとえば、もしあなたが、肺の位置を間違えて低すぎる場所にマッピングしていると、お腹が突き出た姿勢になり、肋骨を自然な可動域に従って動かすことができなくなって、呼吸が苦しくなります。でも幸いなことに、ボディ・マップの間違いは、入力ミスを直すのと同じように、見つけ出して修正することができます。

このＤＶＤは、なによりも具体的・実践的に、真実のボディ・マップを伝えるために制作されました。あなたのボディ・マップの間違いを見つけ出すのを助け、上手に美しく動けるようになるために、その間違いをどうやって修正するか、を解説しています。

ＤＶＤの活用法

最初に、全体の内容をつかむために、最初から最後まで一度、通して見ることをお薦めします。画面の前にじっと座りこんで、集中して見る必要はありません。編み物をしたり、部屋を掃除したりしながら見たっていいのです。ハイキングのとき、周りの展望を見ながら歩くように、または、初めての本を手にとったとき、まず目次を見たり、全体の文章やレイアウトを眺めるように、このＤＶＤも、始めにざっと目を通しておくとよいでしょう。

自分の脳の中にボディ・マップがある、ということがわかったら、次は、ＤＶＤを1チャプターずつ、注意深く見ていきます。実際にどんなふうに活用できるか、考えながら見るといいでしょう。もし、あなたの体に、思うように動かないとか、痛みのある場所があるなら、その原因となるマッピングの間違いを突きとめたくなります。このＤＶＤだけでなく、他の情報源も活用して、マップの間違いを修正したいと思うようになるでしょう。もし、あなたの動きがすでに快適で美しいなら、自分のボディ・マップをどうすれば守れるかを知ることができます。

あなたのボディ・マップは、さまざまな体験から、損なわれてしまいます。たとえば、フィットネス・クラブやスキーのインストラクターが、充分な指導者訓練を受けていないのに、ただ熱心すぎたり、人間の動きについて間違った用語を使っている例はたくさんあります。オフィスの椅子をデザインする人間工学の（自称）専門家が、実際は、人間の体ではなく椅子のほうに詳しかったりすることもあります。そういった苦い経験のせいで、あなたのボディ・マップは損なわれてしまうのです。

このＤＶＤは、教育の場でも活用できます。ある生徒に、特定の情報が必要だと思ったら、そのチャプターを見るよう指示する。公立学校の教室で、皆で一緒にＤＶＤを通して見る。いろいろな活用法があります。内容がすっかり頭に入ったら、必要なところで一時停止したり、レーザーポインターで特定のポイントを強調しながら、自分の言葉で内容を補足してください。

ボディ・マップは無限に精密にできる

内容を自分のものにするために、特定のチャプターを何度も繰り返し見るのも良いでしょう。

たとえば、お粗末なヴォーカル・トレーニングを受けたせいで、呼吸に関して重大なミスマッピングをしてしまい、呼吸の動きに深刻なゆがみが生じている人がいます。こうした場合、呼吸のメカニズム、場所、協調関係、動き、肋骨の可動域、腹部の内臓と骨盤底の動きなど、マッピングの修正に関わるすべての要素を洗い出す必要があります。マップが間違いなく修正されたことがわかるまでは、できれば毎日、ＤＶＤのチャプター６「呼吸」を見て、確認を続けてください。修正ができてくると、息がたっぷりと豊かで、力みがなく、自然で効果的な呼吸ができるようになります。

ボディ・マップは、ほとんど無限に、精密にしてゆくことができます。つまり「面白い！」と思う作業が、無限に続くわけです。呼吸を正しくマッピングできたら、それに続けて、発声のメカニズムにトライしたくなるかもしれません。

マップの修正は、慣れると速くできる

確実に言えることが一つあります。ボディ・マップを、より深く理解し、正確・精密にしていくと、それだけ、マッピングの修正が速くできるようになるのです。

あなたのボディ・マップが未発達で、たくさんの間違いがあるなら、はじめのうちは変化が遅く、修正は難しいと感じるかもしれません。修正に取り組んでいる部分が、なんだか動きにくいと感じることもあるでしょう。

たとえば、前腕の回転の仕方を誤解しているせいで、手首（または肘）に腱炎を起こしているピアニストの場合。腱炎が治ってキーを適切に押さえられるようになるまで、1日にわずか数分ピアノの前に座って、過度の尺側偏位《しゃくそくへんい》にならずにキーを押さえる方法を注意深く研究しなければなりません。1日何時間もの練習に慣れているピアニストにとっては、なんとじれったい作業でしょうか！　それでも、もと通りに弾けるようになるには、この方法しかありません。体の故障を引き起こさない弾き方に移行するまで、我慢強く続けるしかないのです。

でも幸いに、この作業は、毎日少しずつ速く進むようになります。最終的には、故障なんて過去の辛い思い出、と思える日がきっと来ます。もしあなたが、今こうした故障を抱えているなら、勇気を出してください。これは、すべての音楽家に必須のスキルである、メンタルな訓練でもあるのです。進み具合を詳しく記録しておけば、ほかの人の助けにもなるでしょう。インターネット上には、故障から回復した記録がたくさん書き込まれていて、同じ苦労をしている人の励ましになっています。

も う一つ、これも確実に言えることですが、適切な動きができるようになれば、前よりも巧みに演奏できるようになるということです。

さまざまな修正法

ボディ・マップの修正は、数か月かかります。その大切なプロセスに取りかかる前に、DVDのチャプター８「ボディ・マップの修正」を注意深く見てください。そこではいろいろな方法が紹介されているので、自分に合った方法を試してみましょう。リマッピング〔マッピングのし直し〕の過程そのものがきっと楽しくなります。

このDVDで勧めている方法は——

①体の絵を描いてみる、②ボディ・マップに関する質問を自分にしてみて、有益な答えを探す、③解剖学の図を活用する、④触診〔手でさわって確かめる〕、⑤上手に動いている人を観察してまねする、⑥自分の身ぶりを観察する、⑦鏡を活用する、⑧文化による思い込み（たとえば西欧では習慣的に、股関節からではなく「ウエスト」から曲げる傾向があります）を修正する、⑨〈建設的な休息〉のワークをおこなう（これについては、107頁の付録４で取り上げます）。

修正を始めた生徒の例

「体の絵を描く」ことについて、こんな例がありました。

アレクサンダー・テクニークの教師になるトレーニングを始めたばかりの生徒が、ちょうど良いサイズの上等なスケッチブックを選び、毎日、自分の体の絵を描くことにしました。何年もそれを続けて、あるとき、わたしは彼女と一緒に、スケッチがどんなふうに変わってきたかを見てみました。

はじめの頃の絵は、こわばっていて動きがなかったのですが、あとになるにつれて、流れるようになめらかなタッチになっていました。はじめのほうの絵を見ると、その生徒のボディ・マップにいくつかの間違いがあったことが明らかでした。特に最初の何年間かは、体のプロポーションが正確ではなく、ウエストで上半身と下半身に分かれていました。骨盤は押し下げられ、脚と一体化していたのです。でも、後半の絵では、体の中心は正しく股関節になり、骨盤は上半身に属するものとなり、適切に長くなった脚の上で、きちんとバランスを保つようになりました。腕の表現にも、同じように、喜ばしい変化がありました。はじめの頃は、体の横にただぶらさがっていた腕が、だんだんと適切な長さと位置に変化して、鎖骨と肩甲骨も動かせるようになっていました。さらに、ときどき腕が上がって、興味をひかれるものに伸ばされたり、踊ったりしていました。明らかに、アレクサンダー・テクニークのトレーニングを通して得た知識が、絵にも影響を与えたのですが、絵を描くことで、学習がさらに容易になったともいえます。

絵を描くのは面白そうだけど、ちょっと時間がかかりすぎるのでは？　と思われたかもしれません。心配はご無用です。描くのに一、二時間かかる絵もありますが、たった五分で描いた絵も、充分に有益です。

解剖学の本を買うときは、自分でほんとうに気に入って、実際に使えると確信できるものを選びましょう。塗り絵の好きな人には、上質の紙を使った彩色可能な本もあります。フルカラーの本が好きな人もいますが、逆に、線描だけの本を選ぶ人もいます。レイアウトや書体、名前の示し方がわかりやすく、好ましいものかどうかも大切です。絵より写真を好む人もいます。写真入りの本は高価ですが、より本物に近いとか、詳しさの点ですぐれているので、高いだけの価値はあります。ある生徒は、鮮やかな図を指しながら、「ほら、これが横隔膜よ」と、誇らしげにいっていました。

第2章　ボディ・ワークに携わる人たちへ

ボディ・マップは異なる領域をむすぶ共通言語になる

「群盲、象を語る」という昔からの寓話は、ソマティクス〔身体学〕の現状をよく言い当てています。これは、何人もの盲人がそれぞれ象の一部だけを触って感想を語り合うという、インドを起源にした説話で、真実は多様であって解釈を誤りやすい、という教訓です。心身のつながりを総合的に探求するソマティクスの領域には、今やたくさんの専門家がいますが、それぞれのあいだで大きな違いがあって、互いが同じ領域の研究をしているとは思えないほどです。

たとえば、マッサージ・セラピストの中には、マッサージで筋肉をリラックスさせてクライエントに満足感を与え「いい気持にさせる」のを目標にする人もいますし、まったく逆に、「深部の組織にはたらきかける」といって、痛いマッサージをして謝ろうともしない人たちもいます。筋肉ではなく結合組織にはたらきかけるとして、クライエントの体の構造に長期的な変化が出ることを期待しているのです。

また、「エナジーを整える」というセラピストもいますが、その存在そのものが、同業者にも疑われる始末です。手の指の使い方に高度な訓練を受けたセラピストたちは、その指でもって発見したことに、とても感情的な意味合いを付与したがります。「医療マッサージ」をおこなうセラピストは、クライエントの、というよりは「患者」の協力を求めます。マッサージをしながら、自分のやっていることや感じることを説明するセラピストもいれば、天気の話をしたり、沈黙のまま、ＢＧＭとして音楽や波の音や小鳥のさえずりを流す人もいます。

ボディ・ワークに携わる人たちが、異なる分野の専門家と話すとき、状況はさらに悪くなります。ある人は象の尻尾（筋肉）をつかみ、ある人は象の耳（腱や靭帯）をつかむからです。それぞれが違う訓練を受けてきているので、使う用語も違い、仲間内では通じても、部外者にはちんぷんかんぷんです。

医療者とボディ・ワーカー

ボディ・ワークに携わる人たちが医学の専門家と話そうとしても、コミュニケーションがまるで成り立たないことがあります。マッサージや理学療法を処方するのは患者が望むからで、実際に効果があるかどうかは疑問だという医師も少なくありません。ボディ・ワークで大きな効果が見られても、それはプラシーボ（偽薬）効果だとか、体に備わった自然治癒力のおかげだという医師もいます。

「理学療法はやっていますが、わたしの患者の体は自然に治癒していくんです」。ある裁判でわたしは、証人がこういう証言をするのを聞いたことがあります。保険会社が、理学療法士への支払いを回避しようとした裁判でした。陪審員は、保険会社の側につきました。理学療法士の治療ノートに記されていた用語に対し、整形外科医が軽蔑を表明したためでした。そのノートには腹筋について、たくさんの「ちんぷんかんぷん」な用語が書かれていたのです。理学療法士より、収入も社会的地位も高い医師は、彼らのいうことを聞かない傾向があります。理学療法士のほうも、医師に対して遠慮がちなので、状況はなかなか変わりません。

でも、解剖学はきっと、状況を変える助けになります。

ボディ・ワークに携わる人たちに解剖学の知識があれば、科学者や医学の専門家との共通の用語を獲得できます。関係者のすべてが、明確に計測可能な結果を、予測することができるようになります。これまでは、「五十肩が回復してきた」とだけ治療ノートに書かれていた症例が、次のように、より正確に表現できるようになります。

上腕関節の動きは回復途上にある。ただし後部はまだほとんど動かせない。引きつりや痛みを起こさないよう注意しながら、セルフ・マッサージをおこない、関節をきわめて慎重に、ただし頻繁に、すべての方向に動かしてみることを、改めて患者に指示した。今週の目標は、患者が自分でブラウスを着られる程度の動きを回復すること。

長期的な目標は、完全に動きを回復すること。首の筋肉の緊張を、最終的に完全になくすよう減らしていくことが回復には欠かせない、と説明した。患者はこのエリアを正しくマッピングすべく、毎日、訓練を重ねている。

わたしの長い経験からぜひ勧めたいのは、ボディ・ワークに携わる人は、患者に処方を出したり生活上の指示をできる医師と、定期的にコミュニケーションをとるように、最大限の努力をはらうことです。医師が、患者のために、毎週のようにいったい何をしているのか、なぜそれをしているのか、その結果はどうなのか、を理解するように、努めましょう。そして、あなたのセッション・ノートを医師にメールで送るようにしましょう。留守電に短いメッセージを残したり、患者さんにあなたの治療ノートをもたせて医師に届けてもらったり、実際のセッションに医師を招いて見てもらいましょう。医師はきっとあなたを信頼するようになり、さらに多くの患者をあなたのもとにやり、どのような患者が特にあなたのセッションに合うのか、理解するようになるでしょう。たいていの患者さんは、あなたほど巧みな報告を医師にすることはできません。あなた自身の口から、医師に説明したいものです。

思いこみと、解剖学の真実

ボディ・マッピングを学ぶと、解剖学の実用的な知識を得られるだけではなく、人間のボディ・マップが、解剖学的な真実とは違ってしまっていることもあり得る、という洞察がもたらされます。ですから、ボディ・ワークに携わる人たちにとってのメリットは、自分自身の健康にも、よりいっそう気を配るようになるということです。正確かつ精密なボディ・マップを作りあげることで、仕事で体を傷めるなどということがなくなります。

試しに、理学療法士の「労災」について、グーグルで検索してみてください。理学療法士にありがちな筋骨格疾患のデータがたくさん手に入るでしょう。ボディ・ワークに携わる人たちも一般の人と同じくボディ・マップに間違いがあるので、仕事で体を傷めてしまいがちです。でも、解剖学を学んでいるので、一般の人よりは、メンタルな情報源をもっています。自分のボディ・マップに間違いを見つけて修正できれば、学んだことを自分の体のメンテナンスに役立てるはずです。

同じ領域で仕事をする人たちとのコミュニケーションで、ボディ・マッピングを利用することもできます。たとえば、ロルフィング〔米国のアイダ・ロルフが考案したボディ・ワーク〕をおこなう施術者《ロルファー》が他のマッサージ・セラピストを訪ねてきて、こういうかもしれません。

「僕はいまだに首のちゃんとしたマップが作れていないようなんだ。まだ首の全体ではなく、後ろしか感じられていないんだよ。マッサージをするとき、言葉と手を使って、首の前の部分、喉のまわりをもっときちんとマッピングできるように、手助けしてくれるかい?」

治療で問題点を見つけたマッサージ・セラピストは、そのロルファーに、アレクサンダー・テクニークのレッスンで使う手の技を活用するよう勧めるかもしれません。アレクサンダー・テクニークの教師は、首を自由な状態にして、首の緊張が原因で体の他の部分にも起こっていた緊張を解く技術に長けているからです。そのロルファーは、「首の完璧なボディ・マップ」を目標にして、鏡や、首の解剖図を活用してマッピングをおこない、触診〈手でさわってみること〉や、アレクサンダー・テクニークの〈指示《オーダー》〉を実際にやってみることでしょう。やがて、何があっても、首の痛みとは無縁になるはずです。わずかな不快感や痛みがあれば、それは逆に一種の警告として、活用できます。その痛みの位置をマッピングする必要があることに、気づかせてくれるからです。

「首の完璧なマップ」という言葉に、動揺しないでください。「完璧に片づいたリビングルーム」を目指す完璧主義者は、始終やきもきしながら掃除していなければなりませんが、これは、それとはまったく違うものです。たとえていえば、町のあるエリアを完璧に正しく表した地図といえるでしょうか。ある場所からスムーズに他の場所に行ける地図。町の地図とはそうあってほしいと、わたしたちが望む通りの地図です。首の完璧なマップとは、頭を自然かつスムーズに動かすことのできる地図で、それ以上でも以下でもありません。

このDVDは、ボディ・マップを修正し、もっと精密なものにするために制作されました。第1章のすすめに従って、活用してみてください。必要に応じて、より詳しい説明を自分で加えていきましょう。

ある部分を繰り返し何度も見ないとわからないとしても、ボディ・ワーカーとして恥じ入る必要はありません。あなたの受けてきたトレーニングで、ボディ・マップに充分な注意が向けられていたとは限らないからです。むしろ、トレーニングを受ける過程で、奇妙な概念を自分のボディ・マップに組み込んでしまっていて、修正が必要な場合もあります。

たとえば、プロの音楽家がボディ・ワーカーになることは稀です。音楽家は長期にわたる鍛錬を通して、呼吸法に関する大量の間違った情報や不適切なアドバイスを与えられていることが多いのです。ボディ・マップを修正するには、何年もかけて注意深いトレーニングをしなくてはならないでしょう。大量の不要な情報を捨て、美しい旋律を生み出せる呼吸法を取り戻すには、そうするしかないのです。このために必要となるメンタルな努力は、ダメージの大きさに比例します。自分の現状に直面して、これまでの鍛錬はなんだったのかと、怒りの涙が浮かぶこともあるでしょう。すこしのあいだ泣いたら、ボディ・マップの修正の作業に戻りましょう。そのときに、このDVDを思う存分活用してもらえれば嬉しいです。

真実に基づいた、心身の探求

解剖学と、ボディ・マッピングの知識は、「怪しげな科学《ヴードゥー・サイエンス》」から身を守るためにも役立ちます。Ａｍａｚｏｎで見つけたこのタイトルの本の宣伝文句はこうでした。

「『科学的な誤りは』とロバート・パークはいう、『進化の道筋をもっている……自己欺瞞から詐欺に至る道だ。そのすべてを網羅する言葉として、わたしはヴードゥー・サイエンスという用語を使う。つまり、病的な科学、がらくた科学、えせ科学、詐欺的な科学である』。病的な科学においては、科学者は自分を偽っている。がらくた科学とは、他人（多くは陪審員や議員）を混乱させ、惑わせるために専門知識を使う連中の科学のことである。えせ科学には落とし穴があって、証拠を見つけることができない。詐欺的な科学とは、いってみればペテンのことだ——嘘の古めかしい言い方だ」。

ボディ・ワークは、他のさまざまな新しい職業と同じように、ヴードゥー・サイエンス（特に自己欺瞞のタイプ）に対して無防備で、不運な学生や患者やクライエントを「混乱させ、惑わせ」ています。わたしは教師としての長いキャリアのなかで、治療に従事する人たちがもっと楽に安全に仕事ができるようにと願い、彼らが治療をおこなう現場をたくさん見てきました。ひどいナンセンスが事実としてまかり通っているケースもありましたし、信じやすいクライエントがだまされそうになるのも見てきました。ボディ・マップへの理解があれば、そのボディ・ワーカーが勘違いに陥り、結果として詐欺的な行為を犯してしまうことはなかったはずです。もっと正確な観察法や、観察された症状について真実に基づいた原因究明法を提供できるからです。

たとえば腰痛は「脊柱と股関節の間違ったボディ・マップ」が原因と考えるほうが、

「ルート・チャクラが不活性になっている」という説明よりも、はるかに真実に近いと思えます〔チャクラとはヨガで、脊柱に沿って7か所あるとされる身的・霊的な力の根源。ルート・チャクラはその第一のもので、尾てい骨付近にあるとされる〕。たとえ鮮明に想像できるとしても、ルート・チャクラが実在する証拠はありません。それに対して、ボディ・マップが実在することに、疑いの余地はないのです。

学習の効果を高める

わたしはボディワークに携わる人に、レッスンや治療（その他、名称はどうあれ）にかかる費用について、生徒と率直に相談し、将来的にどのくらいかかるのか、見積りを立てておくことを勧めています。生徒が抱えている問題に対処するには、たいてい、少なくない費用がかかりますし、対処しない限り、学習の妨げになってしまいます。

わたしはいつも生徒たちに対し、自分のボディ・マップを修正し精密化する作業をすることで、学習のスピードが速まり、結果的に、レッスンにかかる費用を減らすことができると伝えてきました。レッスンに、鏡や骨格模型、バランスボールを取り入れて、効果が飛躍的に高まったこともありますが、ボディ・マッピングを導入したあと、それとは比較にならないほど効果が大きかったのです。学習の目標に到達するまでのレッスンの回数が減り、その結果として、コストも下がりました。さらに大きなメリットは、レッスンの間隔があいたことです。レッスンとレッスンのあいだに、ボディ・マップを修正する作業をはさむことができるようになりました。最終的には「定期的に」通ってくる生徒が何百人にもなりましたが、大半は、6か月に1回ほどのレッスンで、チェックリストを使って進歩のぐあいを評価し、これから目標にすべきポイントをはっきりさせるためのレッスンになっています。このDVDがもっと早くできていて、レッスンに活用できていたら、さらに生徒たちの助けになっていたことは間違いありません。

ボディ・ワークのセッションで、ボディ・マップにも注意を向ければ、学習の間違いを減らすことができるでしょう。たとえば、こういう人はよくいますが、肩甲骨と鎖骨をつねに低すぎる位置に押し下げてしまっているクライエントがいたとします。呼吸は制限され、腕をフルに使うために重要な「上腕肩甲リズム」が失われてしまっています。クライエントと一緒に、この状況を観察してみましょう。「あなたは背中の肩甲骨を低すぎる位置に押し下げてしまっていますよ。そのために、鎖骨が不自然に下へ傾いています」。セッションでは、クライエントが腕と胴体を正常な位置関係に戻す手助けができるかもしれません。でも、ボディ・マップに注意を払わなければ、クライエントが次に来たときには元の状態に逆戻りしているか、悪くすれば修正をやりすぎて、肩甲骨と鎖骨を耳のほうへ引き上げてしまっているかもしれません。

こうしたケースでは、DVDのチャプター4「腕」のバランスと上腕肩甲リズムの部分を家でよく見てくるように勧めてみてください。できれば毎日、その部分を見て、勧められていることを注意深く実行するようにいいましょう。そうすれば、問題はやがて解決します。一見、格好いいような「良い」姿勢を取って結果的に苦しくなるのではないし、それ自体が目的のような机上の勉強でかえって混乱してしまうのでもありません。このDVDで学ぶことは、よくある間違いを正し、問題を解決してくれます。

自分でできるトレーニング

ボディ・マッピングを活用したレッスンで、原則となるのは、次のようなことです。生徒・クライエント・患者がそのセッションの終わりにではなく、次のセッションにやってきたときにどのような状態になっているかによって、あなたの教え方や治療の是非を判断するようにしましょう。わたしの生徒のあるマッサージ・セラピストは、患者さんがいつも元のやり方に逆戻りしてしまうので、毎週のようにAからBに進ませる作業を繰り返さなくてはならず、うんざりしていると話してくれました。「どうしてBからCに進めないんでしょう？」と彼女はたずねました。それは、その人のボディ・マップが変わっていないからです。わたしはそう説明し、彼女はさっそく毎回のマッサージを、患者さんのボディ・マップを修正し精密化する機会として利用しはじめました。その結果、多くの患者さんがBからCに進んだだけではなく、JやMやSまで進んだと彼女は報告してくれました。

彼女はまた、想定外の素晴らしい成果もあったと報告してくれました。ボディ・マッピングのおかげで、患者たちが彼女に依存しすぎないようになったというのです。マッサージ・セラピストはみな、患者に対して、ひと月ほど休暇を取りたいとか、産休を取りたいといって断らなければいけないのを恐れています。パニックに陥る患者もいるからです。「毎週のマッサージを受けられなかったらどうなるかしら？　体調をくずしてしまうわ」。ボディ・マップを継続的に修正し精密にする方法を教えておけば、休暇中に患者がパニックを起こしたり、健康を維持できなくなったりすることはありません。休暇中の宿題を出しておくことだってできます。このＤＶＤを徹底的に見ることも、良い課題です。きっと彼らは夢中になるはずです。なぜなら多くの患者は、自分の体験から得た知識を生かしたいと渇望しているので、体験を重視するボディ・マッピングはうってつけなのです。患者は、「治療してもらう」側から、自分で自分の健康に責任をもつという意識に変わります。そして、子どものように、面白い宿題に取り組むわくわくした気分も味わえるでしょう。

明確な目標の設定と計画的なワーク

解剖学とボディ・マッピングに関する知識は、あなたとクライエントが現実に達成できる目標を、明確に設定するのにも役立つでしょう。新しい患者を受け入れるときに、たとえば「これからわたしと共同作業をしていくにあたって、どのような成果が得られることを望んでいますか？」などと質問することで、目標設定をおこなうことができます。あなたの提供する治療とはそぐわないことを望むクライエントもいるかもしれません。その場合は、はっきりとそう告げれば、お互いに失望しなくて済みます。あいまいにしか答えない人もいるかもしれませんが、誠実に質問を重ねれば、だんだんとはっきりした答えを引き出せるでしょう。質問に応じて、自分の状態を説明できるクライエントもいます。たとえば「首がとても硬くて……」など。あなたはその情報をもとにして、質問をしながら目標を設定し、クライエントが同意するかどうか確かめます。「首の筋肉をゆるめて、柔軟で自由な状態にする方法をお教えするということでいいでしょうか?」など。セッションの目標は必ず治療ノートに記入し、その後は治療のたびに記録を残すようにします。セッションに到達できたら、いったんセッションを締めくくり、新しい目標を明確化させましょう。目標そうでないと計画性がなくなり、活気のないセッションになってしまいます。

ボディ・ワーカーが自分を知る手助けになる

ボディ・マッピングは、ボディ・ワーカーがハンズ・オン〔手でクライエントの体にふれる〕を使って治療する助けにもなります。

わたしはかつて、ひと月に一度ほど、オハイオの身体トレーナーの講習会で、アレクサンダー・テクニークを教えていました。教える助けになるなら何でもやってみてかまわないという許可を得ていたので、あるとき生徒たちに紙とペンを渡し、いちばん上に「治療で手を使うとき、わたしは……」と書き、その下に1から20までナンバーを振って、空白を埋めるようにいいました。

生徒たちがリストを完成させるのを見計らって、「自分のリストの中で注目したいところはないか」とたずねてみると、ある女性がこういいました。「わたしのリストを見ると、マッサージをする日の終わりになぜ疲れ果ててしまうのか、わかります」。彼女は空欄のNo.1に、「いたわる（nurture）」と書いていました。つまり「治療で手を使うとき、わたしはいたわります」。わたしは他の生徒に、この言葉を使った人がいるかたずねてみましたが、ほかにはいませんでした。でも、マッサージ・セラピストとして生徒をいたわっているこの女性に、共感する生徒が多いことがわかりました。

わたしは冗談めかして、「そのために、いくらくらいもらえればいいと思う？」とたずねました。生徒たちは笑い、それをきっかけに、その女性は自分が疲れ果ててしまう状態を見なおすことができたようでした。わたしはさらにたずねました。「クライエントのうち何人くらいが、いたわりを求めて来ていると思いますか？」意見はなかなか一致しません。手を使う治療で一日じゅういたわり続けて疲れ果てていた女性でさえ、クライエントがそれを期待してやってくるとは思っていませんでした。それが効果的かどうかを考えることもなく、何年もおこなわれていたのです。「人間が手を使ってちゃんといたわれるのは誰でしょう？」とわたしはたずねました。全員が「子どもです」と答えました。そう、もちろん子どもです。女性はその後、いたわろうとする辛い「義務」は捨てて、支払いを受けた分の仕事だけをおこない、疲れをなくすことができたようでした。

このエピソードと、ボディ・マップは関係があるのでしょうか？　もちろんです。自己《セルフ》についてのマップは、ボディ・マップの一部だからです。見知らぬ人をいたわろうと義務のように思うことは、この女性の「自己のマップ」の一部になっていて、すなわち彼女のボディ・マップの一部でもありました。ありがたいことに、今はもうそうではありません。

ボディ・ワーカーの腕のサポート

ボディ・マッピングは、ボディ・ワーカーが腕を活用するのを助けてくれます。クライエントの治療の際、腕をサポートしてくれるのです。歌手は呼吸のサポートを非常に発達させています。キャリアの成功がそれにかかっていることを知っているからです。ボディ・ワーカーは、歌手が呼吸で必要としているのと同じくらい、腕のサポートを必要としています。でも、それを求める人は多くありません。

「腕」とは何を指すのでしょうか？ DVDのチャプター4で詳しく説明していますが、腕とは、「鎖骨、肩甲骨、上腕、前腕、手首、手」の一連の構造の全体を指します。では、サポートとは何でしょう？ 二つの面があります。「腕を上に向かって、または正しい位置に支えること」、そして「腕を助けること」です。

ある辞書では、脊柱・骨盤・脚は、頭と腕を「下から」「上方に支えて」いると書いてありました。上半身の重みを、椅子や地面（しっかりと固定された支えの場所）に伝えているわけです。体の芯からのサポートが効いているかどうかは、腕が芯を中心に、正しくバランスよく「ぶらさがって」いるかどうかにかかっています。そうなってさえいれば、腕構造は、脊柱や骨盤や脚と、よい関係を保てるのです。

「支える／助ける」ことは、不随意〔無意識〕的な筋肉の反射的パターンの動きに腕が支えられていれば、可能になります。不随意的な動きは、たとえば歩くときの一歩一歩のステップの弾性が歩行を容易にしてくれるように、随意的な動きを楽にしてくれます。ステップの弾性は、体に緊張がなく歩き方がノーマルであれば、自然に伴ってくるものです。不随意的なパターンを採り入れれば、ボディ・ワーカーの腕にも、同じような弾力性が得られるはずです。このパターンは、はかりしれないほどの長い年月、霊長類が枝から枝へぶらさがって渡る動きや、前肢の動き、運搬の動きなどをサポートしてきたのです。

「枝渡り」のときは、腕に弾力性があって楽々と動かすことができ、全身が腕を支えているように意識されます。同様に、歌手の支えのある呼吸は意識的にではなく、自然におこなわれるように感じられます。支えのある呼吸はとてもパワフルで、注意深く苦労しておこなわなければいけないようなものではありません。腕がしっかりとサポートされていれば、作業をしているという印象は薄くなり、弾力性の感覚が強くなります。

脊柱の伸び縮みを感じとる

頭が、脊柱をリードできるように、脊柱の上で動的《ダイナミック》なバランスを保っていれば、脊柱の動きが腕のサポートになっているのがわかります。特に、脊柱の伸び縮みの動きです。

あるピアニストは、「難しいパッセージにさしかかると、それを弾きこなす余裕を得るために、体を伸ばす」と書いています。これは、歌手が呼吸を支えるために体を伸ばすのと同じです。マッサージ・セラピストが、患者の背中を長く伸ばすようなタッチでマッサージするのも、同じ理由です。歌手は意識して体を伸ばすのではありません。体が自由な状態で、支えを受けられることがわかっていれば、自然に体が伸びるのです。

脊柱が伸びるかどうかは、縮むことができるかどうかにかかっています。縮むことができるなら、伸びることもできます。弾力のある椎間板のおかげで、椎骨は近づいたり離れたりすることができます。脊柱のカーブもつねに変化しているので、脊柱は絶えず伸び縮みを繰り返しています。

腕をサポートするためのボディ・ワーカーの動きは、猫が何かに跳びつくときや、馬が足並みを変えるとき、バスケットボールの選手がダンクショットを決めるときなどの、体を伸ばす動きを思わせます。自然に動く自由な脊柱は、つねに長さを変えています。その変化、特に伸びる動きは、腕のサポートとして自覚されます。精確なボディ・マップをもつボディ・ワーカーなら、一日じゅうそれを体験できます。

レッスンで起こっていることを説明する

ボディ・マッピングは、ボディ・ワークのセッションに、心強い満足感をもたらしてくれます。ただし、いまどんな作業を進めているのか、トレーナーがきちんと説明しないいために、クライエントが不安になることもあるようです。何をするのか、はっきりと言葉にするようにしましょう。

たとえば、関節の名前を声に出して教えるとか、「脊柱」と「背中」、「頭」と「首」をはっきり区別するようにしましょう。骨格系、筋肉系、感覚系、神経系、結合組織など、関連のあるシステムも説明しましょう。

わたしはレッスンを始めた数年間は、自分のレッスンを必ず録音して、正確な情報をクライエントに伝えているか、説明がきちんとわかりやすくされているかを確かめるようにしていました。クライエントが、自分のボディ・マップと、真実とが違うということに気づき、真実のマップをもつ手助けができるようになりましょう。

ボディ・マッピングは、心と体の分裂を修復したいと「望む」だけではなくて、実際に「修復できる」ものです。クライエントは、自分のメンタルな概念が、体の動きに、確実に、完全な形で、表れていることに気づくでしょう。そして、意識的に概念を変えれば、動きも変わることを体験するようになります。その動きがさらに正確な概念を強化し、ついには永久的な変化をもたらします。

ボディ・ワーカーはたいてい、たとえばダート・プロシージャー〔文化人類学者・解剖学者レイモンド・ダート（1893-1988）の考案した、脊椎の本来の動きを取り戻すことを目的にしたワーク〕のような、なんらかのエクササイズをクライエントに勧めますが、そのときに守ってほしいルールが二つあります。

その一は、エクササイズをつねに「動き」として説明することです。たとえば、ヨガのコブラの姿勢は、次のように説明できます。

平伏した姿勢から始め、腕をゆっくりと胴体の上部を支えられる位置まで動かします。手のひらを下にして、体はリラックスさせます。環椎後頭関節から始めて、頭をだんだんと上にもちあげます。脊柱がなめらかにその後に続き、椎骨を一つずつ起こしていきます。腕をサポートに使ってかまいませんが、最小限にとどめましょう。この動きのすべてを柔軟におこないます。胴体の下部と脚は自由にして、床にサポートされている状態を保ち、一方で、楽にできる範囲で脊柱を後ろへカーブさせましょう。しばらくその状態を保ったあと、平伏した姿勢に戻っていきます。脊柱をなめらかに、今度は下から上へと順に動かして、もとに戻します。腕を体のサイドに戻しましょう。最後に、床からのサポートを感じてください。

ルールのその二は、「何を」やるかだけではなく、「どのように」やるかを言葉にして伝えることです。たとえば、「ゆっくりと」、「なめらかに」、「つぎつぎと」、などです。

第3章　アレクサンダー・テクニークの指導者たちへ

アレクサンダー・テクニークの教師はいまや世界中で活躍していますが、おそらくその4分の1ほどが、ボディ・マッピングの意義を認め、レッスンで多かれ少なかれ活用していると思われます。わたしの著書『アレクサンダー・テクニークの学び方――身体の地図作り』〔バーバラ&ウィリアム・コナブル著、片桐ユズル他訳、誠信書房〕は、そんな先生と生徒の助けになるよう、ボディ・マッピングという明かりがアレクサンダー・テクニークにさらなる光明を投げかけることを願って、執筆されました。

わたしは、NASTAT〔北米アレクサンダー・テクニーク教師協会。現在のAmSAT、すなわち米国アレクサンダー・テクニーク協会のこと〕とATI〔アレクサンダー・テクニーク・インターナショナル〕の両方に属するメンバーとして、長年、週37時間のプライベート・レッスンのほかに、アメリカやカナダ、日本、ヨーロッパでワークショップをおこなってきました。その経験から、ボディ・マッピングとアレクサンダー・テクニークは、いつでも非常に強力なコンビとして作用しうると思っています。現在では、教師は引退しましたが、このＤＶＤの制作など、ボディ・マッピングの普及に努めています。

ある生徒のレッスンの例

アレクサンダー・テクニークのレッスンで、どのようにボディ・マッピングを使うのか、実際の例でご紹介しましょう。

レスリー（仮名）は科学者で、レッスンは規定の20回のセッションでおこないました。レスリーは何年も背中の痛みに悩んでいましたが、医学的に原因がわからず治療法も見つけられないままでした。でも、一連のレッスンが終わったとき、彼女は痛みをほとんど感じなくなっていて、とても均整の取れた体つきになり、動きはなめらかで、効率のよいものになっていました。

痛みの原因がはっきりとわからなかったことは、習慣が人間の体験にどれだけ深刻な影響を及ぼすか（特に痛みが起こるかどうか）について、医療者たちの無知を露呈しています。アレクサンダー・テクニークの教師はよく言うのですが、上手な「体の使い方」は、「誤用《ミスユース》」から起こる痛みから体を守ることができます。痛みは、良くない「使い方《ユース》」に比例して起こるからです。

この「使い方」は、生徒によっては理解するのが難しい考え方なので、わたしはレスリーのレッスンでは、「バランス」という言葉を多く使うようにしました。レスリーは心身のバランスを研究する研究室で働いていたので、この言葉のほうが理解しやすいと思ったからです。彼女はすぐに、自分の体のバランスが崩れていることを理解しました。鏡で見たときにははっきりとわかり、筋感覚的にもたしかに感じることができたからです。彼女は、体を無理に「真っ直ぐに」しようとしていました。ほかの点では彼女の感じ方はちょっとあてにならなかったのですが、その点に関してだけは正確でした。レッスンが進むにつれて、レスリーは自分のバランスを調整し、アンバランスなときは改善できるようになりました。

インテーク面接に時間をかける

話が後先になりましたが、わたしがレッスンで最初におこなったのは、徹底的なインテーク面接〔受け入れ時のカウンセリング〕でした。レスリーの痛みについて、これまでの経緯を把握しておきたかったからです。これは、すべてのアレクサンダー・テクニークの教師にぜひ勧めたいのですが、生徒とは最初に、徹底したインテーク面接をおこなって、お互いに理解を深めるべきです。

この方法をわたしが学んだのは、ハーヴァード大学の精神医学者テリー・モルツバーガーがアレクサンダー・テクニークの国際会議で講演をおこなったときでした。自己防衛に関する講演で、危険な（または不適格な）生徒を除外する手段として、インテーク面接を奨励するものでした。それからわたしは徐々に、自分の目的に合った受け入れ《インテーク》法を工夫し、その段階で、一部の生徒については、テクニークを教えることを丁重に断るようになりました。もちろん、インテーク面接で得られた情報はそのためだけでなく、レッスンの質を高めるために活用されます。たとえば、理学療法を受けている生徒がいたら、理学療法士も同席してレッスンを見てもらい、連携できるようにしました。理学療法士が指示したエクササイズを、できるだけ有効におこなえるよう配慮したレッスンをしました。

レスリーの面接でわかったことは、長年にわたって彼女が痛みに苦しめられ、時には寝込んだり、痛み止めを飲んだり、長時間のフライトで症状が出やすいなど、体の痛みが仕事の妨げになるだけでなく、人生そのものから喜びを奪ってきた、ということでした。何年も理学療法を受けてきましたが、十分な効果は得られませんでした。理学療法で処方されたエクササイズでも、他の日常動作と同じ、習慣的な動きをしていたので、結果も同じだったのです。よくあることですが、治療しても効き目がないことに彼女はすっかり失望していて、アレクサンダー・テクニークに対しても、本当に効果があるのか疑っていました。おそらく、レッスンを受けても時間の無駄ではないかと危惧していたと思います。もちろん、治ればもうけものと思っていたでしょうけれど。レスリーは定期的にマッサージを受けていましたが、それがなかったら痛みはもっとひどくなっていたかもしれません。マッサージのおかげで筋肉の緊張がいくらか和らぎ、結合組織が硬くバランスを失った状態になってしまうことは、かろうじて避けられていました。

最初の面接のときレスリーは、痛みが起こったり消えたりするタイミングはだいたいわかると話していました。犬の散歩や、大学での講義や、庭仕事のあとでは、たいてい痛みがひどくなること。朝起きたときに痛みをしばしば感じ、コンピューターで仕事をしているとひどい痛みが起こる、ということでした。わたしはこの情報を心に留め、それに基づいてレッスンをおこなうことにしました。

クライエントが仕事をしている現場を見る

面接のあと、わたしが最初にしたことは、レスリーが仕事をするところを観察することでした。レスリーはあるイベントで、寄付を呼びかけるスピーチをすることになっていたので、それを見にいったのです（これもぜひアレクサンダー・テクニークの教師に勧めたいことです。あなたの生徒の活動中の姿をできるだけ観察するようにしましょう）。わたしは、スピーチをするレスリーが極端な「後ろへ・下へ」体を引き下げる姿勢をとっていることに気づきました。アレクサンダー・テクニークの教師には、きっとなじみ深い姿勢と思います。なにか道具を使うために動く以外は、彼女は「後ろへ・下へ」の姿勢を保持したままです。声の質も良くないのですが、それにもかかわらず、彼女の態度は人をひきつけるものでした。自分の仕事の価値をよく理解し、情熱をもって、明瞭なスピーチをしていたからです。でもこの熱心さのせいで、彼女は、話している自分の体にまったく意識がいっていませんでした。自分に意識がいってしまったら、スピーチの内容や聴衆に対する意識がお留守になってしまうと勘違いしていたのです。こんな幻想も、よくあることです。そこでわたしは、できるかぎりユーモラスに、彼女のこういう姿をたっぷりとからかってやりました。レスリーは脳の働きに関しては十分な知識をもっていたので、「自分に意識がいくと他のことに注意が向かなくなる」などという考えは、根拠のない思い込みだと認めざるを得ませんでした。感覚と認識をつかさどる脳は、さまざまな機能を同時にはたらかせることができるのですから。機会さえあれば、感覚は実際に、認識を助けてくれます。わたしはその後、そのことを彼女に証明してあげることができました。

このイベントのときのレスリーの「後ろへ・下へ」固定された姿勢は、当然の結果をもたらしました。スピーチが終わったとき彼女は、スピーチのあいだは無視していた痛みにとつぜん気づき、椅子に座ることすら難しい状態だったのです。ただし、座っているうちに痛みは徐々に和らいでいきました。

わたしは彼女のスピーチを観察して、痛みは間違いなく誤用《ミスユース》から起こっていると確信しました。あんな立ち方をしていたら、どんな人でも、痛みを感じるに決まっています。では、彼女の誤用の原因はいったい何なのでしょうか？　彼女とわたしは、誤用はボディ・マップの間違いから起こっているということに、すぐに気づきました。

ボディ・マップとマッピング

ボディ・マップとは何でしょう？　脳の中にある人間の体の表現図のことです。市街地図が、紙の上でその街を表現した図であるのと同じで、ボディ・マップは、人間の動き・その可動範囲・動きの質を規定しています。良いマップなら、動きも良くなります。マップに少しおかしなところがあれば、動きも少しだけおかしくなります。レスリーのように、マップに致命的な間違いがあれば、動きも必然的にぎこちなく、痛みをおぼえるほど悪くなります。わたしは長年アレクサンダー・テクニークを教えてきた経験から、ボディ・マップの間違いを修正することが、生徒にとって最良の助けになることを知りました。

それでは、ボディ・マッピングとは何でしょう?

ボディ・マッピングとは、ボディ・マップの間違いを見つけだし、意識的にそれを修正することで、実際の体と、脳内のボディ・マップとのあいだに、構造・機能・サイズのどれをとっても、矛盾がまったくないようにすることです。アレクサンダー・テクニークのレッスンでは、生徒は、高度に洗練された美しい動きを学びます。その際、不正確なボディ・マップよりも、修正されたボディ・マップを活用するほうが、はるかに容易に、完全に、アレクサンダー・テクニークの目指す動きを創りあげることができます。熟練の教師なら、ハンズ・オン〔手で生徒の体に触れる〕の指導で、生徒のボディ・マップを修正していくことができます。でも、それには長い時間と費用がかかるので、ボディ・マッピングの導入でレッスンの効率が上がることを、生徒たちはとても喜びます。忙しいレスリーも、長期にわたるレッスンは不可能でした。インテーク面接のあと、彼女とわたしは、ある1日、24時間をレッスンのためにあてることにしました。ただし、あとで説明しますが、新しい椅子を買う必要があり、これに数時間を付け足すことになったのですが。

立ち方を検証する

レスリーのレッスンでは、アレクサンダー・テクニークの伝統的な〈観察《オブザベーション》〉、〈抑制《インヒビション》〉、〈方向性《ディレクション》〉を用いて（もっとも、必ずしもこの名前を使ったわけではありませんが）、彼女の痛みをなくすために最も大切なワークをおこないました。最初のレッスンは、人前でスピーチをするときの立ち方の練習だけでした。教室に据えつけられた、全身が映る鏡を使って、彼女がこれまでにやってきたことを徹底的に検証しました。自分の姿を鏡で見てもらうのがほとんどでしたが、スピーチのときの録画も役立ったかもしれません。

「どんなふうに見えるか、言ってみて」とわたしは訊ねました。

「ほかに気づいたことはない？　もしあなたが聴衆の一人なら、この立ち姿を見て、どんなことに気づくかしら？」

こうしたレッスンでは、わたしはよく生徒の真似をします。まずバランスよく立って、その立ち方を見てもらいます。それからレスリーの立ち方を真似して、どんなことに気づいたか、言ってもらいます。そして、バランスのとれた立ち方に戻り、どう見えたかを言ってもらうのです。アレクサンダー・テクニークの教師にお勧めしたいのですが、これを交互に繰り返して、生徒にそのつど、あなたの背中を触ってみてもらうといいでしょう。

レスリーは、スピーチのあいだ自分が極端な「後ろへ・下へ」の状態になっていたことに、気づくことができました（実際にスピーチをしていたときには気づかなかったのですが）。

それで彼女とわたしは、今まで習慣になっていた状態と、ノーマルな状態とを、彼女の意識の中ではっきり区別するようにしました。自分の立ち方は正しい立ち方ではない、と彼女は理解できました。1時間が過ぎた頃には、わたしたちは、彼女のボディ・マップでは、体重が体の中心ではなく、後ろ〔背中〕側を伝わるようにマッピングされていたという結論に達しました。「立ち方とバランス」、「脊柱と背中」について、彼女がどう理解しているのか、わたしはたくさんの質問をしました。その答えから、彼女のボディ・マップの間違いを知ることができたのです。彼女のこれまでの立ち方は、彼女のボディ・マップとは完全に一致していましたが、実際の体の状態とはまったく矛盾していました。そのために痛みが起こっていたのです。体の本来の構造に一致するように立てれば、痛みは鎮まるだろう、とわたしは保証しました。こんなふうに、あなたの生徒を安心させることをためらわないでください。痛みが鎮まる見込みがあれば、そう言ってあげましょう。

皮肉なことに、レスリーには解剖学の心得があったのです。解剖学を学び、必要な課程を修了していました。筋肉の名前もその働きも知っていて、臓器や骨の名前や位置も知っています。でも、理屈の上で知っていることを、実際にボディ・マップを描くために活用していなかったのです。レスリーのように、解剖学を学んでも、それが自分のボディ・マップに反映されていない人はたくさんいます。彼女のボディ・マップは、解剖学を学ぶ前と後で、まったく変わりませんでした。でも、このとき初めて、彼女は自分のボディ・マップを修正し、精密にしなくてはならないことを理解しました。そして、解剖学の知識が、自分の大きな強みであることに気づいたのです。解剖学の心得のない人は、ここで、解剖学の本を見ながら自分の体を触って確かめる作業が必要になりますが、レスリーはただ、脳の別の部分にアクセスして、そこで見つけた事実をボディ・マップに移し入れるだけで済みました。すべてが同じコンピューターに入っているのですが、収められているファイルが違うだけなのです。互いに似通った未完成のデータですが、同じ一つのことを語っています。

「宿題」は効果的

わたしはレッスンで、いつも宿題を出します。紙に宿題を書いて、次のレッスンのはじめに、宿題をやってきたか、どんな結果が出たかと訊ねます。レスリーの最初の宿題は、体重の伝わり方のボディ・マップを修正してくることでした。体重の伝わり方について彼女がもっている知識を、今までのマッピングと対照させて考えることによって、ボディ・マップを修正すること。そして毎日、鏡を見て、事実をマップに移し入れた自分の姿を観察することを、宿題にしました。

テクニークの創始者F・M・アレクサンダーが自分の発声のトラブルを解決するためにやったことと、生徒のやっていることを、関連づけてみると、とても有益です。ほかのアプローチのすべてを補完できる、ストーリーによるアプローチです。アレクサンダーは観察の結果、自分の頭が「後ろへ・下へ」の状態になっていて、発声器官に緊張を強いていることに気づきました。レスリーは自分の胸部が腰の上で「後ろへ・下へ」になっていて、股関節が前へ引っ張られ、膝がロックされ、体重をかかとにかけていることに気づきました。アレクサンダーが頭を「前へ・上へ」の状態に直さなくてはならなかったように、レスリーも、胸部を腰椎の芯の上で「前へ・上へ」の状態に直し、股関節を後ろへ自由にし、膝をバランスのとれた状態に戻す必要がありました。

人体模型と解剖図

人体模型を活用することは、とても貴重な体験になります。レスリーは自分の研究室に脊柱のプラスチック模型を持っていました。わたしは彼女に、毎日その模型を触ることを勧めました。脊柱の前の部分（体重を伝える部分）を上から下まで触って、腰部のサポートが体の中心の位置にあるという情報を、ボディ・マップに取り込むようにと指示しました。そのときにこのDVDがあったら、チャプター2の「バランス」を毎日見るようにと言ったと思います。繰り返し見るだけの価値はあります。反復は、非常に重要なのです。

レスリーの最初のレッスンでは、脊柱を横から見た絵を使いました。より適切な立ち方を示すためです。わたしたちは一緒に、スピーチのときに習慣になっていた彼女の姿勢が、骨格の構造をいかに乱しているかを徹底して検証しました。わたしは手を使って〈ハンズ・オン〉、よりバランスのとれた状態に彼女を導きました。レスリーは「この姿勢のほうが快適だが、なんとなく中途半端に前にのめっているような感じもする」と言いました。わたしたちはそれから、前にのめっているような感じは、感覚があてにならないことの実例であることを確かめていきました。以前の姿勢よりも前のめりに感じられるけれど、バランスのとれた位置より前に行き過ぎているわけではない、と意見が一致しました。わたしは彼女に、バランスを修正していて前にのめっているように感じたら、そのつど「以前よりも前のめりだけど、バランスの位置より前ではない」と自分に言い聞かせるように指示しました。そのうち感覚が信頼できるようになったら、前のめりの感覚はなくなるだろうし、自分が「下へ・後ろへ」体を引き下げていたことがはっきりと感じられ、もしも元の状態に戻ってしまってもすぐにわかる、とわたしは彼女に請け合いました。「下へ・後ろへ」の状態なのに、真っ直ぐにバランスをとって立っているように感じられる、という幻想は、なくなっていくでしょう。

わたしはレスリーに、さまざまな骨格図を渡して、冷蔵庫のドアや車の中、コンピューターのそば、バスルーム、寝室の鏡など、どこでも目につくところに一枚ずつ貼っておくように言いました。そして、図で確認した真実をボディ・マップに取り入れてくることを宿題としました。

彼女の脳は、四肢を動かすための背中の筋肉を、直立するときに体を支える筋肉と勘違いして、マッピングしていました。この間違いを修正して、背中を「前へ・上へ」自由にしてあげればいいのです。そうすれば四肢を動かすときに、脊柱と筋肉からのサポートを受けることができます。わたしは彼女に、背中が、本来それをするようにはできていない作業から解放されたら、どれほど長く・広くなるかを示して見せました。久しぶりに宿題が出て、レスリーは笑っていましたが、とても忠実にやってきました。わたしは彼女の努力を褒めました。生徒がきちんと宿題をしてきたら、先生はそれをできるだけ「褒めちぎる」ようにしなくてはなりません。

日常生活を見直す

大学での講義の際に、美しいバランスを保つ、というのは、レスリーにとって最大のチャレンジでした。体を「下へ・後ろへ」引き下げて硬くこわばらせないよう、こまめに立ち方を意識するようにしました。そのために彼女は、あるシンボルマークを工夫しました。星のマークだったと思います。それを講義のノートのあちこちに貼って、立ち方を意識することを自分に思い出させるようにしました。これはとても効果がありました。わたしは音楽家を教えることが多いのですが、楽譜に同じようなマークを入れている人がたくさんいます。

最初のレッスンの終わりに、わたしはレスリーに、犬を散歩させるところを見たいといい、数日後に実行しました。犬はしつけが行き届いておらず、ひっきりなしにリードを引っ張って、レスリーはそのたびに靴のヒールを地面にめりこませて支えていました。それは、体を慢性的にひねらせたバランスの悪い姿勢でした。犬が引っ張ることが体をひねらせる原因なのか、または元々あるその動きを大きくさせているか……どちらにしても彼女の体にダメージを与え、痛みをひどくさせていることは明らかです。わたしはレスリーに、犬をきちんとしつけて、リードを引っ張らずに彼女の横を歩くようにさせるか、当面は家族の誰かに犬の散歩を替わってもらうようにしては、とアドバイスしました。今のような状態で散歩を続けるのは、体を傷める危険に対し、無防備すぎます。彼女は犬の散歩をやめて、娘に替わってもらうことにしました。

首のミスマッピングと勘違いのパターン

次に、わたしたちはレスリーの首の緊張に注意を向けました。彼女を鏡の前に置いた椅子に座らせ、変化のプロセスを観察できるようにして、いつものように、首と筋肉系全体の大きな図を、見やすい位置に掲げました。前の週に使った骨格図も使うことにしました。

わたしは、彼女が首に感じている緊張について、注意深く説明しました。その緊張が、頭のバランスや、体の他の部分に及ぼしている影響についても、話して聞かせました。首、頭、脊柱の図を使って、首の緊張の原因であるマッピングの間違いを明らかにしました。彼女は、首のてっぺん〔脊柱の一番上〕を低すぎる位置にマッピングしていたのです。実際の位置である顎《あご》の一番上ではなく、顎の一番下、底面の裏の近くにあるものとマッピングしていたのです。また、首の筋肉は後ろ側だけにあるものと思いこんでいました。実際には、首の周囲を包むように筋肉は全面にあります。さらに彼女は、首の底面〔頸椎の一番下」を実際の位置よりずっと高くマッピングしていました。首が縮まっていたのも無理はありません。「短い首」という彼女のボディ・マップに合わせなくてはならなかったのですから！

もう一つのマッピングの間違いは、彼女のあるパターンの一因となっていました。それは、首のところをはじめ、脊柱を真っ直ぐにしておこうとするパターンでした。わたしたちは、脊柱はカーブしているということを示す図を、しょっちゅう見直さなければなりませんでした。彼女の間違ったマップを修正し、緊張を和らげるには、特に頸部のカーブを認識することが重要でした。

最初のレッスンで、レスリーはわたしの指導に的確に従うことができました。おかげで、自分の体が本来の高さまで伸びるのを感じ、眼で見て確かめることができました。このことは彼女に強い印象を与えました。ほかの多くの生徒と同じく、彼女はダウンワード・プル〔下向きに引っ張られた状態〕が軽減した自分の姿を、満足して眺めることができたのです。これから数週間は、鏡を頻繁に使うように勧め、わたしの著書『アレクサンダー・テクニークの学び方』を読むように言いました。彼女は実行しました。これもまた宿題です！

そのレッスンの最後に、わたしはレスリーに、バランスボールに体をもたせかけて、背中を緊張から解き放つ方法を教えました。彼女はボールを使いながら鏡で自分の姿を眺め、習慣になっていた腰の緊張がボールによって解き放たれることにとても感心したようでした。背中がとても長くなったように見えたのです。これは、彼女が実際の長さを正確にマッピングする助けになりました。首が実際より短くマッピングされていたばかりではなく、体全体が、実際の身長より短くマッピングされていたからです。

次のレッスンもこの調子で進みました。このとき、注目すべき出来事が起こりました。「良い姿勢」と思いこんでいた習慣的なダウンワード・プルの状態から脱するために、体を無理して引き上げていたことに、彼女が自分で気づいたのです。引き上げる動作は、緊張を増すだけでした。わたしは思いつくかぎりの方法で彼女がこの洞察を得たことを褒め、さらに先に進むよう励ましました。前かがみの姿勢から、バランスのとれた状態になり、それから「良い姿勢」と彼女が考えていた習慣的な姿勢をとるために体を引き上げるように、と言いました。それによって彼女は、姿勢には三つの選択肢があることがわかったわけです。選択肢は、「引き下ろす」か「引き上げるか」という二つだけではありません。ギリシャ神話にちなんで、こうした状態を「スキュラとカリブディス」とも言います。一つの危険を避けようとして試みたことが、他の危険を増すことの喩えです。

睡眠中の体の動き

わたしはインテーク面接のときに、朝起きたときに背中に緊張と痛みを感じることがよくあるとレスリーから聞いていました。いろいろな生徒がいて、リラックスした状態で楽に目覚める人もいれば、緊張と痛みを覚えながら目覚める人もいます。それを彼女に伝え、痛みを感じながら目が覚めるのは要注意だから、レッスンを続けながら、眠っているときの習慣をよく観察して、痛みの要因にならないようにしようと提案しました。レスリーの観察の結果は、次のようなものでした。

レスリーはよく、緊張がほぐれないまま眠りについていました。就寝前にリラックスする時間が取れなかったのです。睡眠中の体の動きも、時間が経つうちにどんどん減っていて、睡眠中の標準的な動きを示す数値よりも、かなり少ないものでした。痛みを和らげるために膝のあいだにクッションを挟んでいたことも、一つの要因でした。これは、症状を和らげるためにとたくさんの生徒が実践していますが、多少の効き目はあるものの、長い目で見ればお粗末な対応です。動きが制限されてしまうし、何時間も片脚をもう一方の脚の上にのせてバランスをとるのは、腰への負担が大きすぎます。眠りながらこんなことをする子どもはいません。子どもは、片脚をもう片方の脚の前か後ろにやります。大腿骨を通じて体重をじかに床面に伝えているのです。

わたしはレスリーに〈建設的な休息〉のやりかたを教え、眠る前に実践するよう言いました〔〈建設的な休息〉について、詳しく87頁の付録3を参照。DVDのチャプター8の最後も参照〕。そして、眠りながら動くのは、自在に動く筋肉や健全な結合組織や循環のためにはとても自然で望ましいことで、就寝前にそのことをいつも思い出すようにアドバイスしました。横になっておこなうワークでは、脊柱が体の中心にあるということと、首の上から下までの距離を、いつも意識するように言いました。〈建設的な休息〉をしながら首を触診することを教え、頭蓋骨の底面や、首の前面にある筋肉の大きさ、首の筋肉と鎖骨のつながりかた、頸部のカーブを、さわって確かめるように言いました。頸部のカーブの下に手を差し入れ、そのカーブに関する情報を集めて脳に伝え、脳が首を適切にリマッピング〔修正し直し〕できるようにさせました。レスリーは〈建設的な休息〉をおこない、就寝中に自然に動くようになったおかげで、ずっと気持ちよく目覚められるようになりました。

オフィスの環境をチェックする

レスリーの次のレッスンは、彼女のオフィスでやろうとわたしは言いました。コンピューターの前に座っているときの痛みを、彼女が実際よりも軽く考えているのではと思ったからです。その考えは、正しいことがわかりました。彼女は人前でスピーチをするときと同じように、オフィスで働いているときの痛みも無視しようとしていたのです。

レスリーの作業環境が背中の痛みを生じさせていたのかもしれません。人間工学的に、ひどい状況でしたから。それでわたしたちは、オフィスをもっと構造的に適切な場所にするために、かなりの時間を費やすこととなりました。改善すべき点はいろいろありましたが、なかでも彼女の使っていた椅子は、憂慮すべき代物でした。もっと小柄な人なら合うだろう作業用の椅子で、調節は可能でしたが、レスリーに合うようにはできませんでした。あとで、わたしたちは一緒に三度ほど買物に出かけて、彼女に合った椅子を見つけることができました。コンピューター作業をするにも、電話をかけるにも、デスクワークをするにもちょうど良い形に、簡単に調節できる椅子でした。高価な買い物でしたが、それだけの価値は十分にありました。

わたしはレスリーのオフィスで何度かレッスンをおこないました（回数は忘れました）。これは重要なことでした。オフィスで刺激になるものは何か、彼女はそれにどう反応するかを確かめることができたからです。ここでもまたわたしたちは、「自分を意識すると、仕事への意識を損なってしまう」という彼女の幻想に注意を向けることになりました。これもまたマッピングの間違いであり、彼女はもう一度、自分への意識は世界への意識を高めるということを学びました。彼女のそれまでのマッピングとは正反対のことです。

わたしはレスリーに、「体の使い方《ユース》」と痛みの関係を気をつけて観察するように言いました。このことを説明するのに、図を描く必要のある生徒もいます。痛みを感じたり、それが強まるようなときには、体をどのように使っているかを注意深く記録するようアドバイスしたのです。体の使い方が良くないときに痛みが増したのか？　強い痛みが戻ってきたときは、注意を怠って、体を極端に引き下げていたのでは？　体を自由にしていたときには痛みを感じなかったか？

そのうちにレスリーは、体の使い方が良くなかった状態と痛みとの相関関係を、また使い方の改善と、痛みの和らぎとの相関関係を、意識することができるようになりました。

庭仕事にも表れるクセ

レスリーの自宅の庭でも、二回、レッスンをおこないました。これはいちばん役に立ったレッスンだったかもしれません。痛みと体の使い方の相関関係が、きわめて明らかだったからです。庭での彼女の体の使い方はひどいもので、エンド・ゲイニング〔途中のプロセスを無視し、良い結果だけを手っ取り早く求めること〕の典型的な例です。仕事道具の使い勝手が悪かったので、いくつかはきちんと砥いだりして手入れし、いくつかは新しいものに取り替えるよう、わたしは五分ばかりかけて彼女に約束させました。こんなふうに、ユーモラスな、気楽な「約束」を生徒にさせることは、よくあります。彼らは確約して実行し、次のレッスンのとき、わたしはこう訊ねるのです。「約束をちゃんと守っているでしょうね？」

庭での最初のレッスンのとき、わたしはレスリーに〈モンキー〉と〈ランジ〉という、アレクサンダー・テクニークの伝統的な取り組み《プロシージャー》を教えなくてはなりませんでした。体の構造の点で、もっと適切な方法で庭仕事ができるようにするためです。股関節を上半身と下半身を分ける中心ととらえ、膝と足首を曲げる動作と協調させて、上半身を前へもってくるのです。同じような動作、特に芝刈り機を使う作業では、これまでの習慣では体が後ろへ行ったり、脚がこわばったりしていたかもしれません。幸いわたしは折りたたみ式の小さな骨格模型を持っていたので、自分の体で手本を示すだけでなく、模型を使って、

〈モンキー〉のときの関節の使い方を教えることができました。レスリーは、自分の体に同じ関節を見つけることで、理解できました。使われる関節をはっきり示すその小さな模型がなかったら、レスリーのような生徒に〈モンキー〉と〈ランジ〉を教えるのは長い時間がかかったかもしれません。ボディ・マッピングとアレクサンダー・テクニークの良いサイクルがここに見られます。ボディ・マッピングを使ってテクニークの伝統的なプロシージャーを教え、プロシージャーを使って、ボディ・マップを改善できるのです。

庭での最初のレッスンは、ある点から見れば、あまりうまくいきませんでした。レスリーのエンド・ゲイニングがひどかったので、わたしの助けがあっても、レッスンが終わる頃には体の痛みを感じたからです。わたしは彼女に訊ねました。「痛みがあるのね。OK、そこから何を学べるかしらね？」

彼女は関わりのあることをすべて引き出すことができました。自己《セルフ》を忘れていたこと、エンド・ゲイニング、痛みと緊張を無視したこと、やめるのを拒んだこと。

使い方《ユース》を改良し、痛みを和らげるといった点では不成功に終わったレッスンも、習慣的な行動に光を投げかけたという点では成功をおさめたと言えます。庭での最初のレッスンの終わりに、わたしはレスリーに、「もう一度ここでレッスンをしましょう、それまでは、この最初のレッスンを思い起こして、何を変えるべきなのか考えていてもらいたいの」と言いました。わたしはなるべくユーモラスに、「庭仕事を楽しむ人なんているのかしら？」とたずねました。レスリーは答えずに、苦笑しています。「庭仕事を楽しむって、どういうことだと思う?」と重ねてきくと、彼女はこう答えました。

「そうね……。ほかの人のやりかたはわたしと違っているんじゃないかしら」

「どんなふうに?」

「たぶん、もう少しのんびりやるのよ」

「そうでしょうね」わたしは言いました。「それに、雑草だけでなく、かわいい花も見えているのかもしれないわ」

約束と質問

庭での2回目のレッスンは、ずっとうまくいきました。レスリーは自分の方法を変える用意ができていました。彼女は痛みを感じずにレッスンを終えられて、大喜びでした。わたしはこれからの庭仕事のルールを定め、彼女に約束をさせました。

「あてにしていていいかしら?」とわたしは言いました。「庭仕事のときには、この楽な方法でするって。約束してくれる?」

「約束するわ」

わたしの生徒たちは、毎回のレッスンのはじめに、自分に関する説明を要求されることをすぐに覚えます。わたしはこんなふうにききます。

「このあいだのレッスンから今日までのあいだに、どんな作業を進めていたか、聞かせてくれる?」または「どんな報告をしてくれる?」

わたしは抽象的な報告ではなく、具体的で詳細な報告を求めます。もし生徒が「順調にやっていましたよ」などと言えば、こうたずねます。「順調にってどんなふうだったか、教えてちょうだい。正確にはどんな体験をしたの？」

わたしは取り組んでいたすべての作業について質問します。たとえばレスリーのレッスンでは、彼女がおこなったすべてのスピーチについて、たずねました。


スピーチをしながら、いま取り組んでいる課題を忘れずにいましたか？

痛みを感じることはありましたか？

スピーチを終えたとき、体がこわばっていなかったですか？

こわばりを感じたとき、〈方向性《ディレクション》〉をしなおすことはできたでしょうか？

庭仕事をする時間はありましたか？

それはどんな体験だったでしょうか？

エンド・ゲイニングになっていませんでしたか？

ミーンズ・ウェアバイ〔結果よりもプロセスを重視する〕の状態でいられたでしょうか？

毎朝、眠りから覚めたときの気分はどうでしたか？

夜の〈建設的な休息〉の時間は、継続的に、役立っていたでしょうか？

いちばん進歩した生徒のレッスンでも、わたしはいつも「質問はありませんか？」と訊ねます。長年の経験から、生徒はたいてい、こちらから訊ねなければ質問しないということがわかっているからです。レスリーのような、明敏で博識な生徒でもそうで、知っていなくてはならないと考える人が多いからです。ノートに、質問のリストを書いてくることを覚えた生徒もたくさんいました。この詳細なリポートとQ＆Aは、レッスンとレッスンのあいだの期間に、実り多い時間になることが多いのです。

バランスボールとテーブルワーク

レスリーとのレッスンに戻りましょう。あるときは、バランスボールの使い方を覚えるだけで、レッスンが終わったこともありました。レスリーは目的に応じて、サイズ違いのボールを三個買いました。いちばん小さいものは庭に置いて、草花を植えたり雑草を取ったりするときに座ることにしました。

わたしは、体をしなやかに保っておけるように、いちばん大きいボールの上に座って背中と脚を伸ばす方法と、パソコンを使うときに座る方法を彼女に教えました。そのレッスンは鏡の前でおこない、レスリーはボールにもたれて前後に体を動かし、背中を上から下まで十分に伸ばしました。わたしは別のボールに座って、彼女が背中を解放するのを、手を使って補助しました。そうしていると体の長さと幅が広がることを、彼女は鏡ではっきりと見て取れたようでした。

それからわたしたちは体を起こしてボールのそばにひざまずき、ボールの上で学んだことを生かして、体の長さと広がりを保ったまま、立ち上がりました。レスリーはその日、バランスボールを有益なツールとして使うことを学びました。体がこわばってきたことに気づくと、そのつどボールを使って体を解放するようにしたのです。数分間もボールを使うと、リフレッシュされた状態でコンピューターに戻ることができました。

一連のレッスンが終わりに近づいた頃、わたしはレスリーに、テーブルワーク〈アレクサンダー・テクニークの、台を使ったワーク〉を何度かおこないました。テーブルワークに取り組む前に、さまざまな変化を経験しておくことが大切だと考えたからです。そうすればテーブルワークに依存することなく、このワークからもたらされる変化に、容易に気づくこともできるはずだと思いました。わたしは彼女が台の上に横たわっているあいだずっと、彼女のボディ・マップについて、特に「サイズ」に関する話をしました。前にも触れたように、彼女のマップは小さ過ぎたからです。わたしはレスリーに、テクニークの目標を表すF・M・アレクサンダーの〈フル・スタチャー〉という言葉を教えました。レスリーはこの言葉を、自分のために使うことを覚えました〔フル・スタチャー full statureとは、その人の体の最大の大きさ、最高の状態のこと〕。

レスリーの変化

科学者であるレスリーは、幸いに、脳の中にボディ・マップというものがあることはよく知っていました。でも、自分自身のボディ・マップを探ったり、修正したりできるとは、考えたことがなかったのです。事実、彼女の研究所の科学者たちはみな、音楽家やアレクサンダー・テクニークの教師たちのあいだではボディ・マップが実践的に使われていると聞いて、驚いていました。マップの叙述的な、解剖学的な価値しか知らなかったからです。

レスリーのボディ・マップには、構造・機能・サイズという三つの領域すべてに重大な間違いがあることがわかりました。「構造」の間違いの中には、肩甲骨のミスマッピングが含まれていました。慢性的に左右の肩甲骨を引き寄せて、下へ引き下げてしまっていたのです。肩甲骨は背中にあるものとミスマッピングしていて、体のサイドで上腕肩甲関節を形づくっているというマッピングが欠落していました。肩甲骨は、肋骨のいちばん上でカーブしているということも、マッピングされていませんでした。

レスリーはすぐに、自分の皮肉な現状に気づきました。知識の上では、このエリアの解剖学的な真実をよく知っていたからです。彼女は筋肉の名前を挙げるテストに合格し、すべての筋肉の付着点を示すこともできました。それで彼女は、そのエリアの動きを決定している自分のボディ・マップが、知識として知っている真実とは、似ても似つかないものであることが理解できたのです。肩に関する解剖学的な知識は、まったく彼女の役に立っていませんでした。腕の動きを制御している脳のエリアに、その知識が取り入れられていなかったからです。でも、ひとたびその理解をボディ・マップに取り入れ、マップと一致させることを学んだあとでは、彼女の解剖学的な知識は作業を進めるうえで、測り知れない財産になりました。このプロセスは、繰り返しおこなうことができます。

体の芯ではなく、背中で体重を支えなくてはならないというレスリーの思いこみは、「機能」の深刻なミスマッピングでした。痛みをなくすためには、体重の伝わるラインを、背中ではなく、体の中心に戻すことが、非常に重要でした。

「サイズ」の間違いは、体全体に見られました。体を本来のサイズに正しくマッピングするために、彼女が使ったのは――

・鏡
・筋感覚
・テーブルワークのときの台《テーブル》との接触
・〈建設的な休息〉のときの、床面との接触

彼女は太ってはいませんが、かなり背が高く骨太な体型です。本来の背丈まで体を伸ばした彼女の容姿は、とても印象的です。今では、彼女の職業の高いステイタスにふさわしい体型になりました。

レッスンの進めかた

ボディ・マップの間違いがすべての誤用《ミス・ユース》の原因というつもりはありません。ただし、レスリーの場合はその通りでしたし、そういったケースがかなり多いのも事実です。トラウマ、他人の模倣、感情の抑圧、文化による「理想の体型」などに由来する、誤用《ミスユース》の問題を抱えた人はたくさんいます。ある人は、子ども時代に厳しい管理を受けて育ったために、自分をロボットのように感じるようになり、実際にそのような動きをしていました。認識力の喪失、教師の命令など、他にもいろいろな原因が挙げられます。

アレクサンダー・テクニークを教えるときに、最初のレッスンを除いて、いつもボディ・マッピングを使っているわけでもありません。レッスンを受けに来る生徒の中には、実に正確なボディ・マップをもっている人もいます。こういう人たちの場合、誤用《ミスユース》は、ボディ・マップの不正確さが原因ではないのです。あるギター奏者の場合、とても正確なボディ・マップをもっていましたが、非常に強い感情的なトラウマがあり、それが肉体的な激しい緊張を引き起こしていました。この場合は、ボディ・マッピングをおこなっても役には立たないでしょう。

生徒のダウンワード・プルの原因をつねに知っておくことは必要でしょうか？　もちろんそんなことはありませんが、多くのケースで役に立つことは確かです。特にレスリーのように、原因がミスマッピングなら、非常に貴重な情報になり得るのです。

レスリーのレッスンでは、わたし以外のモデルを見てもらう機会には恵まれませんでしたが、これは非常に役に立つレッスン法です。特に何らかのパフォーマンスを仕事にしている人には有益です。わたしは何度もレスリーに、わたしを見るように、と言いました。家庭でも、コンピューターのそばでも、歩きながらも。模倣は非常に強力な教育手段となります。おそらくは、近年発見されたミラー・ニューロンのおかげでしょう。動きを教えるときに非常に効果的とされています。レスリーには、わたしが彼女の立ち方の癖を模倣した状態からバランスのとれた状態に移行するときに、わたしの体に手を置いてごらんなさいとよく言いました。これは非常に役に立ちました。バランスのとれた状態になるときに、背中から緊張が消えるのが感触でわかったからです。わたしは彼女に、旅をするときにまわりをよく見て、リラックスして座っている人を観察してごらんなさいと言いました。飛行機の中や、空港や、レストランでの食事の席や、彼女が訪れる世界中の研究所などで。そして、観察したことを模倣してごらんなさい、と言いました。

わたしはいつも生徒に、アレクサンダー・テクニークは自助《セルフ・ヘルプ》のメソッドだと説明します。F・M・アレクサンダー自身もこのメソッドを用いて、自分の声のトラブルを解決したという、とてもシンプルな事実に基づいて、そう言っているのです。生徒にも、アレクサンダーと同じようにできるはずだと励まします。

まず、**観察**します。レスリーは自分が胸郭を「下へ・後ろへ」引き下げてしまっているのを見てとり、それから、実際に感じとりました。

次に、**抑制**《インヒビション》します。レスリーは、もうこの状態をやめると決めました。それから**方向づけ**《ディレクション》します。レスリーは自分自身をバランスのとれた状態に導きました。F・M・アレクサンダーの場合と違う点はといえば、生徒たちにはどのようにすればよいか教えてくれる教師がいるので、目標に導いてくれる、いわば推進力となるものがあることでしょう。F・M・アレクサンダーのような忍耐強さや特別な才能をもっている人は滅多にいません。

生徒たちに、回復は、レッスンのときに起こるのではなく、レッスンとレッスンとのあいだに何が起こるかによるということを理解してもらいましょう。これは非常に大切なことです。回復は、継続的に観察・抑制・方向づけができるかどうかにかかっているのです。ボディ・マップの修正と、精密化にかかっているのです。

レスリーは自分自身を観察することが非常にうまくなりました。観察だけに基づいて、進歩を遂げたのです。というのは、脳は観察したことに反応して、自動的に修正をおこなうからです。彼女は自分の行動のうち、抑制すべきことを学び、アレクサンダーの指示《オーダー》も含めて、テクニークの教師にはなじみ深い方法を駆使して、自分自身を方向づけることを学びました。レッスンの成功は、レスリー自身が成し遂げた成果であって、わたしのではありません。わたしは観察し、抑制し、方向づける方法を教えはしましたが、それらを堅実かつ誠実に実行し、きわめて短期間のうちにポジティヴな変革をもたらしたのは、彼女自身なのです。

「体の地図」とは

（このセクションを読む前に、73頁の付録1を読んでください。または、その頁に印をつけて、すぐに頁をめくれるようにするだけでもかまいません。）

ここで、付録1として掲載した、リチャード・ニコルズの文章を紹介したいと思います。リチャードは世界的に高名な神経生理学者で、優れたフルート奏者でもあります。彼は、脳に関して知られているすべてのこと、特に労力を要する作業の実際的な助けになってくれる事実の普及に、つねに深い関心を抱いています。

脳にボディ・マップが存在するということは、神経科学者たちにはすでに自明のことと認められています。ただし、ボディ・マップの質を高めたり、内容を変えたりできるという脳の可塑性《かそ》〔変化しやすい性質〕については、研究はいまだ途上です。現在、知られていることを簡潔にまとめたこの文章は、わたしの生徒たちの大きな助けになってくれました。

冒頭の文章について考えてみましょう。「人体の解剖学的な表現は、脳内の多数の部位の組織立った特徴です」。解剖学的な表現、すなわちボディ・マップという言葉を、単数形で表すか、この文章のように複数形で表すかは、混乱を招きやすいので、まずこの点を明確にしておきましょう。単数形でボディ・マップと言うときには、動きをおこなう脳の自己表現全体を指しています。ボディ・マップの均一性もしくは連続性は、ただ一つのその結果を見れば明らかです——つまり、動き（その範囲と質のすべてを含む）です。良いボディ・マップなら、動きの質も良くなるということを思い出してください。ボディ・マップが少しおかしければ、動きも少しおかしくなります。ボディ・マップに大きな間違いがあれば、動きはぎこちなくなり、体の故障が起こりやすくなります。

リチャードの冒頭の文章をもう一度繰り返します。「人体の解剖学的な表現は、脳内の多数の部位の組織立った特徴です」。ボディ・マップは、さまざまな動きを決定する、多くの独立した、互いに協調するマップから成っています。これらのマップは生まれつき備わったものではなく、人間は誕生後にそれらを創り上げるという性質と能力をもって生まれてきます。ボディ・マップの形成は、互恵的におこなわれます。赤ん坊がもって生まれてくる未発達のマップは、子宮の中やベビーベッドの中での動きには十分対応できますが、やがて、ベビーベッドの中で動いているうちに、寝返りを打てるだけのマップが形成されていきます。寝返りを打つことで、手や膝で這って進むことを可能にする、ニューロンの接続ができます。手や膝を使った動きはさらに脳を発達させ、二、三年後には歩いたり、走ったり、跳びはねたり、踊ったり、ボールを投げたり、そして何よりも驚異的な、喋ったり歌ったりといった行動ができるようになります。ボディ・マップは、特にサイズに関しては変化を続け、一生を通じて「新しい体験」に反応して発達し続けます。実際、アレクサンダー・テクニークの最初のレッスンは、新しい体験なのです!!　たとえば教師が頭のバランスを変化させるように導けば、間接的にその「新しい体験」を基にして、やがて生徒のボディ・マップが変わっていくでしょう。教師のハンズ・オンの指導は、鏡などの視覚的な補助や、言葉にして確認すること、手で体を触ること（触診）、解剖学的な図を描くこと、お手本を真似することなどによって、さらに強化されます。ボディ・マップの変化が実感され、実際の体とのあいだで矛盾がなく、永続するようにするためです。

複数の地図と単数の地図

ボディ・マップという言葉を単数形と複数形のどちらで表すかという問題に関して、一つの喩えを使いたいと思います。完璧な喩えではありませんが、ポイントを整理するのには十分でしょう。

あなたがキャンプ旅行に出かける計画を立てているとします。旅行中に、山歩きをする予定も入っています。それには少なくとも、山までの道程を表した街路地図、山道の地図、標高の地図、水を使える場所を表した地図、キャンプのできる地点を表した地図が必要でしょう。これらの地図が一冊の地図帳にまとまっていれば（ハイカーのためにそういう地図帳が出ていますが）、家を出るときには「地図をもった？」とたずねるだけで十分でしょう。誰でも、あなたの意味するところを理解できるはずです。地図帳の中に複数の地図があって、そのうち一つだけでは目的が果たせず、すべてが必要です。それと同じように、わたしたちはすべてのボディ・マップを必要とするのです。動きの範囲を決定しているマップ、関節の通常の可動範囲を決定しているマップ、サイズを表すマップ、筋肉に指令を出すマップ、などなど。

リチャード・ニコルズの文章をもう少し詳しく見てみましょう。次のような記述があります。「手足が切断されたケースでは、失われた手足またはその一部を表現する皮質は、やがて体の隣り合う部分を表現するようになります」。この文章は、詳細に説明するには何巻もの本を必要とする情報を手短に述べているということを了解していただきたいと思います。幻肢痛《げんしつう》は、脳の中で、失われた腕なり脚なりのボディ・マップがまだ存在しているために起こるということを、科学者たちが発見しました。そこで、彼らは脳を促して、体の隣り合うエリアにニューロンをより速くしっかりとリマッピングさせる、巧妙な方法を考案したのです。そうすれば、もう存在しない腕なり脚なりの不快な感覚がたえず続くという現象は消え失せるでしょう。ボディ・マップがその記憶を変えたためです。

別の箇所を引用します。「体の解剖学的な構造について、知識や知覚があいまいなまま動いていると、病変を引き起こす可能性があるのです。間違った実践が皮質表現をゆがめてしまい、その皮質表現がさらに間違った実践を促してしまいます」。レスリーのケースはまさにこれでした。彼女の「あいまいな知識」、すなわち体の芯ではなく、背中で体重を伝えようとするとか、左右の肩甲骨を引き寄せてしまうとか、首を縮めるといったことはすべて、スピーチのときに「後ろへ・下へ」体を引き下げて立ったり、芝刈り機のハンドルの下まで骨盤を落とすような姿勢をとったり、電話の受話器を耳に当てるときに頭を前へ突き出すといった、「間違った実践」につながっていました。「あいまいな知識」を正しい知識に変えることができれば、いつでも「間違った実践」をエレガントで効率のよい動きに変えることができます。それがボディ・マッピングの包括的かつ実際的なメリットなのです。リチャード・ニコルズの文章があなたのボディ・マッピングに科学的な裏づけの感覚を与えてくれることを期待します。

アレクサンダー・テクニークの指示《オーダー》の活用

音楽家とマッピングの作業を進めるときには、音楽家のボディ・マップのあらゆる面について気を配らなくてはなりません。マッピングの間違いは、唇、舌、軟口蓋、咽頭、親指、手首、足関節などに及び、その部位を傷めたり、能力を制限したりしています。すべての構造にミスマッピングを見つけることは大変な作業です。根気よく続けていれば、そのうちすべてがわかってきますが、そこで最も効果的なのは、アレクサンダーの指示《オーダー》に含まれる部分（構造）から、マッピングを始めることです。

あなたがある生徒に「首を自由に《ネック・フリー》」を教えているとします（アレクサンダー・テクニークの代表的な指示の一つ）。指示の使い方は、稚拙な段階から成熟した段階へと進歩していきます。初めのうち、生徒は「首を自由に」と頭で考えるだけで、実際には何も起こりません。わたしはよく、これは「C♯の音を出したい」と望むようなものだと言います。初めのうちはどうすればC♯を出せるのかがわかりません。でもそのうちに、声を出してみて、音叉で確かめて音高《ピッチ》が違うことがわかる、という段階に入るでしょう。「首を自由に」

という考えは、やがて、実際に実行できる意志の状態に近づいていくのです。だからわたしが「首を自由にしたい」と考えると、どうでしょう！　驚くべきことに、わたしの首は自由になります。考えは言葉の上だけの考えではなくなり、より大きな活動と一体化して、激しい動きや感情を経験しながらでさえ、首を自由にすることができるようになります。音楽家が、考えなくてもただそう思うだけで確実にC♯の音を出せるようになるのと同じです。そうなれば、指示の使い方では、成熟した段階に入ったということができるのです。

「首を自由にしたい」という指示の使い方の成熟ないし進歩は、レスリーのように、そもそも首をミスマッピングしている場合は、失速し、欠陥を生じるでしょう。彼女ははじめ、ボディ・マップには直接的な注意を向けていませんでしたが、もしかしたら首のごく一部しかコントロールできていなかったかもしれませんし、コントロールしようとしてもできなかったのかもしれません。やがて、レスリーは「首を自由に」できるように、実際の首のサイズをつねに思い出すようにしました。やがて首のマップが精確になると、それ以上それについて考えなくてもよくなりました。今では彼女は、首の構造・機能・サイズのすべてを知っています。知っていることが大きな助けとなって、今では問題なく首を自由にすることができるのです。

生徒の首に手を触れて指導すれば、あなたは生徒の首のマップを吟味し、首のサイズを手を使って教えることができるでしょう。首の一番上・一番下はどこか、円筒形であること、頸部のカーブに沿ってあることなど。首は真っ直ぐなものと考えている生徒もいて、目標とする「首を自由に」を自分のものにすることができず、硬直させているケースもあります。手や言葉を使ってそうした生徒を導き、自然にカーブしている首の性質を正しく認識させ、精確にマッピングさせることができるでしょう。

ボディ・ワーカーと教師に必須のマッピング

当然のことですが、アレクサンダー・テクニークの教師の皆さんには、自らのボディ・マップを修正し、精密化することを強くお勧めします。トレーニングを受けはじめて3年になる生徒が、頸椎を真っ直ぐなものとミスマッピングしていたせいで、頸椎の2つの椎間板にヘルニアを起こしました。彼女を指導した教師たちは、首を極端に後ろに引くことを〈抑制《インヒビション》〉しなさいとアドバイスをしていましたが、誰も、彼女がなぜそうしているのか調べようとしませんでした。原因は、間違ったボディ・マップだったのです。〈抑制〉と、間違ったマップが対立する場合、間違ったマップのほうがたいてい勝利をおさめます。

わたしはヨーロッパで、深刻な腕の痛みを抱えながら生徒を指導している二人の教師に会いました。二人とも前腕の回転をミスマッピングしていて、慢性的な尺側偏位《しゃくそくへんい》の状態で、生徒を教えていたのでした。また別の教師は、わたしの導きがあれば「前へ・上へ」動けるのですが、すぐにまた「後ろへ・下へ」戻ってしまうのでした。そのわけをたずねたところ、彼女は情けなさそうに言いました。

「膜のせいなんです」

「膜？」わたしは問い返しました。

「ええ」と彼女は言いました。「頭蓋骨の底面にある膜は柔らかくて、脳は流動体でしょう。『上へ』と導いてくださるたびに、膜が破れて中の液が流れ出してしまうんじゃないかって、心配になるんです」

この女性は3年間のトレーニング・コースを修了したのに、いつも「後ろへ・下へ」引き下ろしてしまうのはなぜなのか、訊ねてくれた人は誰もいなかったのです。わたしは手近にあった骨格模型から頭蓋骨を取り外して、彼女に、頭蓋骨の底面を見せてあげました。その午後ずっと彼女は頭蓋骨を手に座ったまま、片手で底面を軽く叩き、もう片方の手で自分の後頭部をさわって、そこが十分に固いことを正しく認識しました。日が暮れる頃には、彼女は頭をスムーズに「前へ・上へ」保つことができるようになっていました。

このエピソードから言えることは、ボディ・マップの間違いは、時にとても奇妙なものなので、実際に訊いてみなければわからないことがある、ということです。

特有の用語をどう説明するか

さまざまなソマティクスと同じように、アレクサンダー・テクニークにも特有の用語、特殊な言い回しがあるので、初心者は率直に言ってなじみにくく、最初は戸惑うことでしょう。レスリーのような生徒の場合には、専門用語の代わりに普通の英語の言い回しを使うこと（「使い方《ユース》」の一種として「バランス」を使うなど）もできますし、生徒がすでに知っているか、これから学べる解剖学を使って、用語を説明することもできます。〈プライマリー・コントロール〉などという用語は、生徒がアレルギーの発作を起こしかねませんが、これはアレクサンダー・テクニークの本質的な概念なので、理解させるべく努力しなくてはなりません。わたしは、生徒が実際にそれを体験するまでは、用語を教えずにおいて、たとえばこんなふうに言います。

あなたがいま報告してくれた、弾力性のある動きの感覚が、F・M・アレクサンダーが〈プライマリー・コントロール〉と呼んでいたものなのよ。プライマリー・コントロールとは、重力を感じている体に対して起こる、深い内部からの上方向への反応のことで、自覚的な感覚としては、弾力性を伴います。プライマリーと呼ぶのは、その弾力性を生み出すために起こる「主な、重要な」ものだからで、「第一位の」「最初にくる」ものだからでもあります。頭が「前へ・上へ」行こうとする習性が、体のほかの部分も動かしています。

……こんなふうに、生徒たちは、「プライマリー」という言葉の意味するところを理解していきます。でも、「コントロール」って？——彼らははじめのうちは「支配」することだと考えるようです。まるで、手に負えない犬をリードで引いて歩くように。わたしは、アレクサンダー・テクニークで言うコントロールとは、もう少し穏やかな意味合いで、支配というより「導き」だと説明します。「調整」と言ってもかまいません。サーモスタットが室温をコントロールするように、プライマリー・コントロールは、あなたの動きの質を調整します。レスリーは、プライマリー・コントロールの専門的な呼び方である「反射的な姿勢パターン」という用語をよく知っていました。おかげで彼女は、何のトラブルもなく、それを実際に体験することができました。彼女はすぐにその感覚にこの名前を当てはめ、大切にすることを学びました。とても嬉しいことでした。

第4章　ボディ・ワークで
ボディ・マッピングを使うべき10の理由

①学習のスピードが上がる

――なぜなら、生徒の緊張のほとんどは、ボディ・マップの間違いの結果として起こっているから

――スピードが上がれば、授業料が節約でき、生徒にとってはありがたいこと

②学習の間違いを減らす

――こわばった姿勢になることを防ぐ

――〈アン・ドゥーイング〉や〈ノン・ドゥーイング〉を勘違いして、「何もしない」

と考えてしまうのを防ぐ

――特定の見た目《ルックス》を真似することを防ぐ

――「形《フォーム》」と「内容」とを混同してしまうことを防ぐ

③レッスンの目標が明確になる

――首は自由に

――頭は「前へ・上へ」動く

――脊柱は伸びたり、寄り集まったりする

――背中は広く・長く

――四肢は自由で、統合され、サポートされている

④教師に依存してしまうことがなくなる

――なぜなら、マッピングは、レッスンとレッスンのあいだにおこなうものだから

⑤ハンズ・オンの必要性が減る

——手で触れる指導〔ハンズ・オン〕ができない場合でも、順調にレッスンを進められる

⑥学習に、クライエント自身の経験からくる知識を活用できる

——これは、多くの生徒が切望していること

——このおかげで、生徒がレッスンでおこなっている作業を、他人に説明しやすくなる

⑦レッスンを具体的な言葉で説明できるので、生徒が安心する

——関節の名前

——脊柱と背中、頭と首などの、重要な区別

——骨格系、筋肉系、感覚系、神経系、結合組織といったシステムの名前

⑧心と体の断絶を、真の意味で解決する

——なぜなら、ボディ・マップが、動きの質を規定しているから

——ボディ・マップを変えれば、動きもただちに変わる

⑨抑制《インヒビション》の必要性を減らす

——これは必要なことだが、難しいことなので

——なぜならボディ・マップは、一種の建設的かつ無意識のコントロールだから

⑩科学者と医学者との橋渡しとなる

——語彙を共有できる

——ニセ科学《ヴードゥー・サイエンス》の広まりに、対抗できる手段である

——数値で示すことのできる、明確な結果が得られる

付録1

ボディ・マッピングの科学的根拠

エモリー大学生理学・生物医用工学部
T・リチャード・ニコルズ

人体の解剖学的な表現は、脳内の多数の部位《パーツ》の組織立った特徴です。大脳皮質では、主要な運動野と感覚野の細胞が、体の異なるパーツと結びついていることは、ずいぶん前から知られていました。そしてこれらの細胞が、解剖学的に体のパーツと調和するように配置されていることもわかっています。19世紀に、英国の神経学者ジョン・ヒューリングズ・ジャクソンは、特定のてんかん患者の不随意の発作が、解剖学的に連続している体のパーツ（たとえば爪先から腰）に沿って起こることに気づきました。

ヒューリングズ・ジャクソンは、そうした症例を綿密に観察し、体は、特有の位置関係をもって皮質の表面に表現されていると提唱しました。その後、「身体性局在の」マップの直接的な研究で、各エリアの表現の大きさは、そのエリアの使われ方と動きの精密さに関連があることがわかりました。胴体に比べて、顔、口、指などのほうが、皮質の中でより大きな「スペース」を割り当てられているのです。その後の研究でも、特定の構造、たとえば手首や手などを表現するエリアのうち、個々の筋肉は動きのタイプに基づいて多くの場所で表現されていることが明らかになりました。これらのマップは、大脳皮質の運動野と感覚野の両方に存在し、それぞれを結ぶ経路を通じてコミュニケートしています。

神経系疾患を持つ、齧歯《げっし》動物（たとえばネズミ）、人間でない霊長類、そして人間の患者でおこなわれた近年の研究で、皮質表面の解剖学的表現は、かなりの可塑《かそ》性を持っていることもわかりました。ケガをしたり、トレーニングしすぎた場合、皮質の表現が変わることもあります。手足が切断されたケースでは、失われた手足またはその一部を表現する皮質は、やがて体の隣り合う部分を表現するようになります。脳卒中のように大脳皮質にダメージが与えられたケースでは、ダメージを受けた部分とそれに近い皮質のエリアが関係をもつようになります。

前述した皮質のマップは、大脳皮質の中の、随意的な動きの実行にかかわる部分に関係しています。これらの皮質のエリアは、筋肉を動かすニューロンと直接コミュニケートするのです。ただし、随意的な動きのメカニズムは、運動のプランニングを含む前段階の処理を必要とします。運動のプランニングとは、一連の動きをあらかじめ決定することや運動のストラテジーといった、より抽象的な要素から成るもので、運動前野で起こります。運動前野は、前述した、情報処理の最後の段階をおこなって運動を実行するエリアほどには、一般に認知されていません。運動のプランニングといったより早い段階のエリアは、学習・記憶・聴覚系のような特別な神経系の解釈をおこなう皮質のエリアと、密接に関係しています。

こうしたエリアにもマップがあることは証明されています。聴覚系の症例では、これらのマップは聞こえる音の頻度や空間的位置測定の表現を含んでいます。おそらく筋骨格系の空間的なマップは、前運動野にもあるのでしょう。ウィリアム・コナブルの提唱した「ボディ・マップ」の概念を活用することは、経験的知識の次元での情報処理に役立つことでしょう。筋骨格系の意識的な表現は、運動の学習やプランニングに影響を与え、一次運動皮質の実行エリアにあるマップには、ダウンストリーム効果を与えるでしょう。つまりボディ・マップは、プランニングから実行に至るまで、情報の流れ全体に渡って、皮質の表現に影響を与え得るのです。

体の解剖学的構造を表現する皮質の実行エリアのマップは、一人一人の運動体験と感覚体験によって形づくられます。長い時間をかけてトレーニングを重ねる音楽家の場合は、日々の練習によって動きをトレーニングし、マップを修正しているのです。皮質のマップはとてもフレキシブルなので、非常に広範な運動を表現することができます。しかし練習のしかたによって、腱炎や手根管症候群といった、筋骨格系の病変を引き起こすこともあります。

体の解剖学的構造について、知識や知覚があいまいなまま動いていると、病変を引き起こす可能性があるのです。間違った実践が皮質の表現をゆがめてしまい、その表現がさらに間違った実践を促してしまいます。特定の運動パターンを実践しすぎると、ジストニアのような病変を中枢神経系に引き起こすこともあります。そのため、音楽家には特に、運動システムについて、解剖学と生理学の両面から教えることが大切なのです。そうすれば、筋骨格系に病変を引き起こすような練習を避けられるからです。

現在は、小脳や大脳基底核や脳幹と同じく、皮質についても、その随意的な動きの基盤は何か、熱心に研究が進められています。近い将来、こうしたメカニズム（健康なときであれ病気であれ）について、必ずや重要な知見が得られるようになるでしょう。随意的な動きのメカニズムと、マップの果たす役割についての解説を読みたい方は、次の文献①を参照してください。より概説的な文献としては、②をお薦めします。

① Schieber, MH, "Voluntary descending control,"Chapter 33 of *Fundamental Neuroscience*. edited by Zigmond, Bloom, Landis, Roberts, Squire. Academic Press, 1999. pp.931-950.

② *Essentials of Neural Science and Behavior*, by Kandel, Schwartz and Jessell, Appleton Lange.

付録2

ボディ・マッピングの起源と理論

オハイオ州立大学名誉教授
ウィリアム・コナブル

アレクサンダー・テクニークを理解するのに、ボディ・マッピングの知識だけでは十分と言えません。プライマリー・コントロール、抑制《インヒビション》、さまざまな指示《オーダー》など、アレクサンダー・テクニークの重要な教えはほかにたくさんあるからです。しかし、ボディ・マッピングの知識は、たとえばヴァイオリンなどの楽器を教える際には、大切なツールとなるでしょう。

ボディ・マッピングの知識は、F・M・アレクサンダーの著書にも含まれているので、まったくオリジナルのものとは言えません。現に、私のアレクサンダー・テクニークの教師であったマージョリー・バーストウとフランク・ピアス・ジョーンズは、テクニークを教えるときに、時々それを使っていました。デイヴィッド・ゴアマンの著書にも、多くのヴァイオリン教師の教授法にも、出てきています。ここで私が記しておきたいのは、ボディ・マッピングの体系と、理論的な枠組みについてです。

アレクサンダー・テクニークを学ぶときに遭遇する困難は、次のことに注目してみると解決しやすいかもしれません。私たちが体のある部分を指すときに使う用語は、人によってイメージする部位がまちまちであり、多くの場合、皆が一致するわけではありません。ためしに、何人かの人に、「肩または腰を指してください」と頼んでみれば、すぐにわかるでしょう。人体について正しい認識をもっている人たち（たとえばアレクサンダー・テクニークの教師のような）でさえ、答えが大きく異なることが多いのです。注目すべきなのは、彼らの答えがおおむね正しいということです。彼らはそれぞれ、これらの言葉が指すものについて、多くの人々が同意する箇所を指すということです。

F・M・アレクサンダーはよく「不完全な感覚認識」ということを言いました。これで彼は何を言おうとしたのでしょうか？　この感覚認識とは、すべての感覚を含むと彼は主張していますが、その主なものは筋感覚でした。筋感覚の変調には二つの原因があるとアレクサンダーは書いています。その一つは、筋感覚の受容体にかかる過度の圧力または緊張が、脳に送り返す情報をゆがめてしまうというものです。または、おそらく感覚の順応性という現象によって、ぼけた情報が送られてしまうというものです。言い換えれば、不完全な、もしくは「いいかげんな」筋感覚のメッセージが中枢に伝達され、読み取られるということなのです。

もう一つの可能性は、脳に送られる情報は正しいのに、その結果である経験において間違った読み取り方をされるということです。これは「正しい認識」（appreciation）という用語に関するアレクサンダーの説を強調するものです。この2番目の可能性が、このセクションのテーマです。

ボディ・マップ

人間はだれもが脳の中に、体とその働きのマップ（地図）を持っています。そのマップには、サイズ・かたち（shape）・働き（mechanics）が書き込まれています。このマップを使って、私たちは筋感覚と内臓感覚の情報を読み取ります。少なくともある程度までは、体の動きもそれらによって導かれます。これは、よく知られている、脳のさまざまな部位が体のさまざまな部位にあたるという神経学的な照応のことではありません。それは単に生理学的なものです。ここで論じるマップとは、意識の中に作られたものなのです。

マップを作りあげる機能はある意味で先天的に備わったものかもしれませんが、内容はそうではありません。私たちの体は、生涯を通して、根本的かつ継続的に大きさや形を変えていくので、それに合わせてマップも変わっていくからです。逆に、もし変わらなければ、ほとんどつねに間違ったマップになってしまいます。

マップは変わるべきものなので、意識して学び、おぼえなくてはならないものでもあります。マップを作りあげるのは、動きの体験であり、触れること・触れられることです。おそらくは他のことも含まれるでしょう。マップとは私たちの体験を解読したものの記憶なのです。ただし、これらの解読が正確ではないこともあり得るので、それに基づくマップもまた不正確になることがあります。

マップが不正確になるのは、避けられないこととも言えます。人体の構造と機能に関する詳細な知識を、幼な子がマッピングするのは無理です。誤解された知識または間違った知識（言葉による知識と映像の知識との両方で）、他人の特徴を模倣すること、体のさまざまな部位を感情的に受け入れたり拒絶したりすることなどが、マップをゆがめているのかもしれません。想像と推測は、マップの細かな部分を作りあげるには重要です。しかしその細かな部分が間違うこともあり得ます。マップがまったく矛盾のない、一致した状態になるという保証はまったくありません。ボディ・マップは長期間にわたるたくさんの体験から作りあげられ、体（もしくは自己《セルフ》）全体の不完全な意識に基づいているので、マップのさまざまな要素が、ひどい矛盾ではないにしても、少なくとも微妙に矛盾したものになることはあり得ます。

マップの基礎を形成する解読はしばしば無意識におこなわれる、ということも事実のようです。解読は、人生の早い段階、洗練された大人としての意識が発達するよりもかなり前になされることが多いからです。そのため、マップは少なくとも部分的に無意識のものであることが多く、大人が綿密に調べてアクセスしようとすると困難を感じます。ただし、この困難をいったん克服してしまえば、マップを変えることは驚くほど楽に学ぶことができ、その結果も、驚くほどパワフルです。

実際の例

次に紹介するエピソードは、ボディ・マッピングという概念の有用性を示し（事実、私がこのアイデアを展開する引き金になったのはこの出来事なのです）、いくつかの重要なポイントを明らかにしてくれるでしょう。

数年前、同僚が私に、ある生徒の演奏を見てやってほしいと頼んできました。その生徒は、右腕を肘のところから曲げるのに困難をおぼえているということでした。生徒も教師も、このトラブルを解決するのに有効な方法を見つけることができずにいました。生徒がヴァイオリンを弾くのを眺めながら、私は、肘を自由に伸ばして動かすためにはどうしたらいいのだろうかと自問しました。そして、彼女は自分の肘関節を、実際の位置より5㎝ほど高い位置にあるように考えているのではないかと思いました。理由は、それが子ども時代にヴァイオリンを習いはじめたころの肩から肘までの長さで、彼女は成長した今でも、その認識を変えていないのではないかと思ったのです。

私がそのように伝え、実際には、肘関節はどこで動くかを示してやると、彼女は「あら、できるわ」とつぶやいて、即座に肘を自由に動かして弾きはじめました。

このエピソードには重要なポイントがいくつか含まれています。第一に、この生徒のマップが演奏習慣にどう関係していたかです。実際には固い骨しかないところに肘関節があるように感じて、そこを曲げようとしていましたが、動きが起こるはずはありません。さらに彼女は、実際の関節の位置から感じとっている感覚を、前腕の真ん中で起こっているように解読していました。しかし彼女にとっては、前腕の真ん中は動かさないことが重要でした——骨の真ん中を曲げたら、折れてしまうかもしれませんから。しかし、無意識のこの想定を意識し、それを改めたとたん、彼女はそれまでとまったく違う動きができるようになったのです。

この例は、人間に絶えず作用しているらしいと思われる、根源的かつ重要な原則を明らかにしています。すなわち、体のある部位のマップと、その部位の実際の状態に対立が見られる場合、人間はマップのほうが正しいかのような行動をとるということです。これはおそらく、マップが、意識的な認識力と体のしくみとのあいだの相互作用の手段であるからでしょう。マップは、人間がみずからを意識するあり方のことなのです。それは意識の一段高いレベルの観察には敏感に反応しますが、ほとんどの時間は、人間はそれをただ受け入れているだけです。しかし、マッピングの機能が本来そういった力をもっているため、単にマップを変えるだけで、体験と行動に同時に変化を起こすことができるのです。

第二に、この生徒はヴァイオリンを弾くときには明らかに肘を曲げることができなくなっていたのに、日常生活の他の行動においては曲げることができていた（食事をするとき、髪をとかすとき、車を運転するときなど）というのは興味深いことです。これは、ボディ・マップは内面的に矛盾のない状態である必要はない、という事実を明らかにしています。この点でボディ・マップは、人間が世界を判断するうえで使っている、他のさまざまな内面的な表現と変わりありません。まさにその性質により、どのような世界の内面的な表現も、それが象徴するものと同一ではなく、必然的に欠陥があるのです。ほとんどの場合、この欠陥はごく小さいもので、メリットになることさえあります。時にはデメリットにつながることもありますが。

ミスマッピングのタイプ

マッピングの間違いには、よくあるタイプというのがあります。人間がみずからの体を誤ってマッピングするのは、そのサイズ・構造・機能においてです。あるものを無視したり除外したりすることもあります。またマップがぼやけたり、空白になったりする傾向もあります。こうした問題を明らかにすることで、マップの詳細を完全に提示しなくても、多くの興味深い例について論じることができます。

最も多いのはサイズについてのミスマッピングで、特に少年期の急成長の結果として起こったミスマッピングです。体のサイズ・形・プロポーションに目まぐるしい変化が起こっている（それに伴ってマップを改める必要性が高い）まさにそのとき、子どもたちは学校の教室に何時間も座って過ごします。マップは動きと接触の経験に従って無意識のうちに改められるものですが、教室に座ったままでは、動きも接触も起こりそうにありません。これに追い討ちをかけるようにして、この年齢の子どもたちは体を意識するようになり、性的な成熟が始まったこと（内面的にも、社会的な体験にも影響することですが）に戸惑うようになります。その結果として、彼らの多くが「体？　それがどうしたの？　そんなことは知りたくない！」という反応を示し、発育上の決定的に重要な時期に、無意識のうちにマッピングの修正を妨げてしまうのです。

男女をとわずティーンエイジャーの内気な振舞いを見てみれば、すでに大人のサイズに成長した体を、子どものサイズのマップのまま、ぎこちなく動かそうとしていることがはっきりわかります。彼らは、自分のイメージの中にある子ども時代のサイズに、成長した自分の体を押しこめようとします（人間はマップに合うように個々の領域を調整することが多いのです！）。自分より小さい子と同じ位置まで頭が低くなるように身をかがめたり、肩を下げて、ひょろ長い体の上に妙に長い首がのっているような印象を与えたりします。股関節は、頭からの距離が以前と同じしかないように動かし、腕はどこに位置させたらいいのかわからない、といった有様です。全体も部分も、大きすぎるか小さすぎるかに感じられ、それを無理に大きくしたり小さくしたりしようとするので、異常にゆがんでしまいます。こういうぎこちなさは、マップが無意識に改められるうちに徐々に消えてゆきます。しかし、少年期のぎこちなさが一生を通じてボディ・マップに現われているのを経験する大人もたくさんいます。

これとは別の、**サイズ**のミスマッピングもあります。ほとんどの人が、脊柱の直径を実際より大幅に小さく見積もっているのです。「あなたの頸椎の直径を示してください」と言われると、２〜４㎝くらいと見積もる人が圧倒的に多いのです。実際の大きさは、小柄な大人でも最低５㎝ほどはあるのですが、それを言い当てる人はきわめて稀です。また、自分の環椎の横突起を手で触ってみることができると教えると、たいていの人がびっくりします。脊柱の実際の大きさを意識するようになると、ほぼすべての人が「安定した」という感覚をおぼえるのです。

構造のミスマッピングで最もよくあるのが、関節の位置を誤解することです。まえに紹介したヴァイオリンの生徒がこのトラブルの一例です。音楽家など指の器用な動きを必要とする職業の人によく見られるのが、隣接する指の指骨と、そのそれぞれにつながる中手骨とのあいだの関節の位置を誤ってマッピングする例です。この関節は、指の根元（指と手のひらが接する位置）ではなく、それより１～２㎝ほど手首に寄った位置にあります。この二つのマップを意識して指を動かしてみると、マップのもつ力を実感できるでしょう。

英語の hip と shoulder という言葉には複数の意味がありますが、それをすべて含む意味合いで「股関節（hip joint）」「肩関節（shoulder joint）」を思い浮かべる人はたくさんいます。まるで胸鎖関節や上腕肩甲関節が存在しないかのように、三角筋の内側の境界にある架空の関節から腕を動かそうとする人が多いのです。同じように、脚を動かすときも、骨盤のてっぺんまたは坐骨の底辺にある架空の関節から動かそうとする人、薄股筋《はくこきん》が骨盤に接している箇所から動かそうとする人もいます。こうした誤解はそれぞれ、特有のゆがみを体にもたらします。関節の位置を誤解する例はほかにもたくさんあります。

機能に関するミスマッピングも多数あります。非常によく見られる例は、手を使う技術を訓練している人にとっては重要なものです。前腕が回転するときには、尺骨《しゃっこつ》は動かず、橈骨《とうこつ》がそのまわりを回転します。このときの回転の軸は小指とほぼ一直線上にあります。しかしこのことに気づいている人は稀で、橈骨を動かさずに尺骨を、親指・人差し指・中指と並んだ想像上の軸から回そうとするのです。これでは動きにくくなるだけでなく、腱炎という深刻なトラブルを抱えてしまうことにもなります。

ミスマッピングの最後の例は、体のある部位がマップ上でぼやけたり、空白になったり、まったく消えてしまうという例です。こうした脱落は、単純な無知か模倣によって起こります。体を痛めた結果として起こる場合も多く、こうしたケースでは損傷を負った部位との接触が完全に取り戻されることはありません。また残念なことに、肉体的あるいは心理的な酷使の結果として、体のその部位がマップから欠落しているか、またはゆがめられてしまうということも起こります。

こうした例では、マップを修正すること自体に抵抗を感じることもあり、抑圧されたトラウマの経験に立ちかえらねばならない場合もあります。こうした例では、指導の際に感情面でのサポートやケアを教師が同時におこなうことが必要です。

付録3
意識を高めるワーク〈建設的な休息〉について

　ここで、たくさんの人が緊張から解放されるための助けになってきたワークをご紹介しましょう。〈建設的な休息（constructive rest）〉と呼ばれるものです。わたしはこれをアレクサンダー・テクニークの教師になるためのトレーニングで初めて学びました。そのため、このワークはF・M・アレクサンダーが考案したものと思っていたのですが、その後、アレクサンダーより何世代か前のダンサーたちが考案したものだと知りました。アレクサンダーはこれを、俳優としての修行時代に学んだのかもしれません。アレクサンダー・テクニークに携わる人たちのあいだでは、ただ「横になっておこなうトレーニング」と呼ばれているかもしれません。ボディ・マッピングでは、よく、グループで〈建設的な休息〉を学びます。「音楽家ならだれでも知っておきたい『からだ』のこと」と名づけた、音楽家向けの教育プラグラムでも、少し時間を割いて、このワークのやりかたを教えています。

〈建設的な休息〉はふつう、仰向けの状態で始めます。背中を床につけて、膝は曲げます。膝をどのくらい曲げるか、足の裏をどれくらい離したところに置くかについては、人によってさまざまな意見があります。わたしがお勧めするのは、いちばん適切なバランスをとれる位置に脚を置くことです。目安になるのは、小さな子どもが仰向けになったときに本能的に足を置く位置でしょう。足はかなり離れた位置で、曲げた膝の角度は鋭くなく、軽く曲がった感じです。DVDのチャプター8の最後で、そのお手本と詳しい解説を見ることができます。〈建設的な休息〉は、仰向けの体勢で始まりますが、そこから、好きな方向へ何度でも動くことができます。仰向けの状態にとどまる必要はありません。自由にあちらこちらへ動いていいのです。

もしあなたが、体をひどく傷めていたり、緊張でこわばっていて、仰向けの体勢ではくつろげないのなら、（楽に仰向けになれるまでのあいだは）バランスボールに座るかもたれるかして、おこないましょう。妊娠中は、仰向けでワークしていいかどうか、医師に相談したほうがいいでしょう。出産後は、数か月おいてからにしてください！

人によって、頭の下に本などを置いて、頭を支える必要のある人もいますが、ほとんどの人は必要ないでしょう。首を伸ばしすぎる習慣のある人は、頸部に枕を当てるとよいでしょう。

〈建設的な休息〉には、五つの課題があります。そのうち四つはすべて、第一の課題を基にしています。第一の課題とは、「全体が一つに統合された体」を意識することです。

もしかしたら、何も苦労せずに、統合された体という意識で〈建設的な休息〉がすぐにできてしまう人もいるかもしれませんね。そういう人はやがて、自分という存在を理解することができるでしょう。あなたがすでに楽々とやっていることを、これから幾つかのパラグラフを費やして他の人に説明しますので、どうか辛抱強く待っていてください。でも、ささやかな感謝の心はもっておいたほうがいいかもしれません。子どもの頃から「全体が一つに統合された体」という意識を保ち続けてきたとしたら、それを当然と思っているかもしれませんが、でも、それはとてもラッキーなことなのです。他の人たちは、骨折ってそれを身につけなければなりませんから。

課題その1

〈建設的な休息〉の五つの課題は、この〈休息〉を、普通の休息とか休憩の状態とは違うものだと、はっきり区別するものです。最初の課題は、体の意識を養うことです。どんな分野でも、パフォーマンスをおこなう人たちは、普通の人よりも、体に対する意識をもっています。〈建設的な休息〉によって体を意識した状態は、練習そして本番のために、もっとも望ましいコンディションだからです。

いちばんスムーズに「統合体としての体」の意識をもつためには、触覚から始めるのがいいでしょう。体じゅうの皮膚には触覚の感覚受容器《レセプター》が無数にありますが、他に、鼻腔や口腔といった特定の場所にも同じレセプターがあります。皮膚のレセプターは、温度、空気の動き、圧力、肌触り、接触などの重要な情報を、わたしたちにもたらしてくれます。触覚の意識は、人によってずいぶん違います。着ている服の触感をつねに意識している人もいて、その肌触りや動きを一日じゅう積極的に楽しんでいます。一方で、衣服をまったく意識していない人もいます。もちろん着ていることはわかっていますが、積極的に衣服の触感を感じたり楽しんだりはしていません。そのほかの、ラジオのニュースや、人々の会話、その日の計画などに注意を向けているのでしょう。

あなたのふだんの触覚がどんなふうでも、〈建設的な休息〉をおこなうときは、触感のすべてを直接意識に取りこみ、生かす必要があります。気温、空気の動き、着ている服、床との接触、互いに接触している体の部位、眼鏡、首筋に触れている髪の毛、腕時計やアクセサリー、かゆみや乾燥や湿り気など、すべての感覚を意識しましょう。

触覚とはヤヌスの顔のようなものです（『アメリカン・カレッジ・ディクショナリー』によれば、ヤヌスとは「古代ローマの神。扉や門を守り、始まりと終わりをつかさどる神で、反対を向いた二つの顔をもつ者として表される」）。ヤヌスの顔のような触覚は、あなた自身についての、また世界についての情報を同時に与えています。あなたという存在がどこで終わり、どこから世界が始まるかを告げているのです。あなたの縁、境目を定めているのです。〈建設的な休息〉では、その「境」は、床との接触面にあります。あなたと、あなたが持っている道具（たとえばフォークやハンマー）との境目も同じことです。〈建設的な休息〉をすることで床とよい接触を保つことができれば、ハンマーで打つときにもハンマーを適切に握れるようになるでしょう。

これまでの習慣で、触覚の意識を失ってしまっていた人は、このワークで再びその感覚が戻ってくるのを、とても心地よく、安心感をもてる体験と思うようです。「家に帰ってきたみたいです」と言う人もいました。一方で、この感覚を恐い、と感じる人もいます。境界が無防備に感じられるからでしょう。もちろん、ある程度までは、それは実際に無防備なのですが。

一つの統合体としての体を意識するためには、触覚を放棄してしまうのではなく、むしろその内部に入りこんで、まったく違った場所にあるまったく違った種類の感覚受容器《レセプター》、つまり筋感覚のレセプターを見つけることです。筋感覚のレセプターは筋肉や結合組織にあり、関節に集中しています。これが、位置に関する情報、つまり骨と骨の関係を脳に知らせるのです。〈建設的な休息〉では仰向けの姿勢をとりますが、筋感覚のレセプターのおかげで、あなたはそのことを認識できます。意識的か否かにかかわらず、レセプターがその情報を脳に送るからです。〈建設的な休息〉では、自分の位置と動き、たとえば呼吸の動きやその他の微小な動きを認識できます。同時に、体のサイズも認識しています。とても幸いなことに、人間は自分自身の体の大きさを知らせてくれるレセプターももっているからです。

あなたの体の位置、動き、大きさに、注意を向けてください。体が緊張しているか、左右対称になっているか、歪《ゆが》みがあるかも感知できるはずです。筋感覚の体験は、触覚と同じく、不快だったり心地よかったりと変動します。もし体に不愉快な緊張があるなら、ただそのことを意識しましょう。意識することが、変化を起こす手段になります。

筋感覚を目覚めさせるには、触覚をフルに稼動させることが重要です。あなたの体に何が起こっているのかをはっきりと知る必要があるからです。どちらの感覚も、一つの全体として統合された状態にしておくことが必要です。

次に、自分のすべての感情を、その複雑さと強さを、意識しているかどうか確かめましょう。わたしたちは時に、一つの感情だけしか抱いていない気がするものですが、たいていは、いくつもの感情が豊かに織りなされた感情を抱いているのです。そのうち一つが、ほかの感情より大きかったり焦点があてられたりしているかもしれませんが、ほかにも感情はあるのです。芸術家はよく感情筋（emotional muscle）を発達させる、という言い方をしますが、とても上手い喩えです。豊かで複雑な感情は、芸術家だけでなく、すべての人がもつべきものです。

さて、あなたの触覚・筋感覚・感情に、その他のカテゴリーに属するものすべてを加えましょう。痛み（もしあれば）、快感、空腹感、喉の渇きなど、あらゆるものをです。あなたがどこかに痛みを感じるときも、それと一緒にほかのすべての感覚も感じられることに気づいてください。「痛みが全体の情況の中で感じられる」この感覚が、体の故障から回復するための鍵です。また、慢性的な痛みに対処するための鍵でもあります。痛みを、ほかの感覚すべてのうちにしっかりと留めてください。

周囲から聞こえる音に、じっと耳を澄ませてみてください。目を開いているなら、そこにあるものを見てください。匂いや、感じられる味を味わってください。ミントの味が感じられるかもしれません。もしそうなら、それをあるがままに感じてください。

一つの全体として統合された意識とは、このように、一つのゲシュタルトのうちにすべての体験を一緒に生かすことを言います。別々の情報の断片を、互いに関連づけてやるのです。その情報がどこから来たかが問題ではなく、バラバラに孤立させないということが重要なのです。そうすれば、意識の中で、さまざまな断片のあいだを自由に行き来でき、どれも失うことがありません。一つの情報に焦点を合わせているとき、ほかの情報はその注意力の周縁部にとどまり、必要に応じて焦点が合わされるのを待っています。仕事でやり残したことが気になっていても、そのためにすべての注意力を奪われることはありません。ほかの体験すべてのコンテクストのうちに、それを安全に保っておくことができるのです。

〈建設的な休息〉のワークを終えても、効果を保とうと努力する必要はありません。たとえば、「一日じゅう、〝首を自由に〟できたのはこれが初めてだったな。この状態を保たなくては」などと思うことはありません。そんなことをすれば、緊張がぶり返すだけです。ただ起き上がって仕事に戻り、脳が〈建設的な休息〉の体験を自分のものにすることを、心得ておくだけでいいのです。緊張をぶり返させることはありません。

課題その2

「一つの統合体としての体」の意識を養うことは、〈建設的な休息〉のもっとも重要な課題です。ほかの課題はみな、それが前提でした。では、ほかの課題とは何でしょう？　第二の課題は、今、できるかぎり、筋肉を自由にすることです。第三は、呼吸を完全にすることです。第四は、精確で適切なボディ・マップを作りあげること。第五は、自分自身をその空間のうちに正しく位置づけることです。

意識から始めましょう。すべての触感、筋感覚、感情、その他すべての感覚を意識して、すべてを一緒に生かすことから始めます。

その状態から、次に、可能なかぎり筋肉が自由な状態に、自分を導きます。体の緊張という点で、あなた自身が今どうなっているのか、筋感覚的にはっきりさせてください。今、筋肉の緊張が感じられますか？　体の特定の場所が特にこわばったりしていませんか？　それはあるパターンから起こっていますか？　たいていは、意識を養うと、自動的に緊張から自由になりはじめるものです。意識が欠けていることが、緊張の主な原因だからです。体は、意識に見捨てられるのが嫌なのでしょう。

F・M・アレクサンダーの観察では、筋肉の緊張でいちばん多いパターンは、彼が〈ダウンワード・プル〉と呼んだ状態であることがわかっています。この緊張のパターンは、首の筋肉の緊張から始まり、必然的に体のほかの場所にも広がって、体を縮め、その高さを低くします。〈建設的な休息〉をおこなうことで、このパターンから上手く脱することができます。さて、今、ダウンワード・プルが実際に起こっていると仮定しましょう。でも、もし、そのような状態ではない方がいたら――首は自由で快適な状態で、体のほかの部分に緊張を及ぼしてもいないのなら、その状態を楽しんで、ほかに自由にすべき緊張のパターンがないかどうかを確かめていてください。

首が緊張していることに気づいたら、まず、それに注意を向けましょう。アレクサンダーのいわゆる指示《オーダー》を使ってもかまいません。「わたしは首を自由にしたい」と自分に呼びかけるのです。これははじめは「願い」ですが、やがてはっきりとした「意志」になります。ですから辛抱強く繰り返しましょう。「わたしは首を自由にしたい」と。

このDVDで、首にかかわる詳細な知識を得たら、実際に自分の首を触って触診してみましょう。指先を頭蓋骨の底部に沿って動かして、首のマッサージをするのもいいかもしれません。遊びのようにして首を動かしてみるのもいいでしょう。うなずいたり、後ろへ傾けたり、左右にゆっくりと回して、動かしながらでも自由にできるかどうか、確かめてみましょう。触診のときは、必ず頸部のカーブをさわるようにしましょう。このカーブが平らに、真っ直ぐになってしまうと、さまざまな悪影響が出てきます。平らにしないようにして、首の自然なカーブを正しく認識し、守っていることを確かめましょう。必要なら、頸部に枕を当ててください。

首を自由にしたら、体のほかの部分にもその恩恵が及ぶようにしましょう。首を動かしたい衝動に駆られるかもしれません。腕を頭の上に上げたり、胸の前で交差したくなるかもしれません。胴をまわしたり、脚をあちこちへ動かしたくなるかもしれません。膝を曲げて胸につけたり、真っ直ぐに伸ばしたくなるかもしれません。どんな衝動でも、感じたらそれに従いましょう。衝動に従って動かすと、体が自由になるのを感じるものです。体が、必要なものを求めているのです。動かすことで応えてやりましょう。

ほかに、独特の緊張のパターンがいくつかあることに、気づくかもしれません。ミスマッピングや、トラウマや、体を縮めたり伸ばしたりする「姿勢に関する思い込み」が原因かもしれません。一つ一つのパターンにはそれぞれ原因があります。原因を突き止め、理解することが、あなたにとってとても重要なことか、そうでもないかはわかりませんが、いずれにせよ、そのようなパターンから体を自由にするのを学ぶことができます。意識がその鍵であり、意志がその手段なのです。

〈建設的な休息〉をおこなうときの指針を、もう少し挙げておきましょう。

眠ってしまわないようにと、努力する必要はありません。眠ってしまうなら、それは〈建設的な休息〉でもっとも必要なものなのです。多くの人が〈建設的な休息〉をしながら居眠りをします。でも、やがて目覚めて、眠る前にやっていたことを続行します。もし、このあとに大事な約束があって、眠ってしまうのが心配なら、目覚ましのアラームをセットしておくだけでいいのです。

大事な課題をおこなっている最中だからといって、ほかのことを考えてはいけない、ということはありません。どんな考えでも、自分で検閲する必要はないのです。体の意識と筋肉の自由について考えながら、いま読んでいる本のことや、夕食には何を食べようかとか、今度の休日はどこへ出かけようかとか、いつ彼女にプロポーズしようかとか、考えてかまわないのです。人間の脳はいろいろなことを同時にやれるようにできています。強いて考えないようにしようとすると、体に緊張が生じます。こんな馬鹿げたことはありません。もし、気が散ってしまって〈建設的な休息〉を止めたのなら、もう一度始めましょう。緊張や、やましさを感じる必要はありません。

〈建設的な休息〉を終えたら、立ち上がってそのまま仕事に戻りましょう。休息に費やした時間は無駄ではないと意識していましょう。あなたの脳はその時間を吸収し、やがてはあなた自身の糧にするでしょう。

課題その3

呼吸のトレーニング。これは、おこなう作業を確かにあなた自身が理解できるように、完全に体を意識していなければ、やる意味がありません。また、つねにその時点で可能なかぎり筋肉を自由にしているのが前提です。緊張は呼吸を妨げるからです。

できるかぎり意識をクリアにし、自由になってから、呼吸のトレーニングを始めましょう。肋骨と腹壁と骨盤底がより良い動きをしていれば、からだ全体の自由を保つことができるはずです。

呼吸はどのように感じられますか？　制限されていませんか？

初めて〈建設的な休息〉をおこなうとき、1分間に20回以上も呼吸している人は珍しくないですが、トレーニングを終える頃には、1分間に6〜8回にまで減ることがよくあります。体が緊張から解放されて、肋骨が可動域のもっと広い範囲で自由に動けるようになるからです。結果として、1回あたりの呼吸で、それまでより多くの酸素を取りこめるのです。

脳が、酸素や二酸化炭素を測定している化学受容器《レセプター》の数値をもとに、次の呼吸をいつおこなうかを決めます。酸素の残量がつねに少ないということでないかぎり、それほど頻繁に呼吸をおこなう必要はありません。1分間におこなう呼吸の回数は、少ないほうがいいのでしょうか？　それはわたしにはわかりません。ただ、深い呼吸のほうが心地よいのは確かです。

あなたの呼吸は、すべての動きが協調したものか、それとも乱れていないか、自分に問いかけてみましょう。呼吸は、吸うときも吐くときも、胴体の上から下までを動員して、伸びやかに楽々とおこなわれる、ひと続きの動きです。でも、動きの自然な協調を妨げている人は、正反対に感じているかもしれません。自分でも気づかずに、腹壁を不自然に動かしている人は多いのです。

肋骨の動きに、注意を向けてみましょう。24本の肋骨すべての動きを感じましょう。背中側の、脊柱（胸椎）と肋骨が接する肋椎《ろくつい》関節の動き、そして、からだの前側にある肋軟《ろくなん》骨《こつ》〈肋骨と胸骨をつなぐ軟骨〉の動きを感じてみてください。ＤＶＤでは、この二つの関節のことを詳しく説明しています（チャプター６「呼吸」）。胸骨の上から下まである軟骨すべてを触診し、さらに下の、腹壁の上の逆Ｖ字形もさわってみましょう。浮いているように感じられる肋骨にぶつかるまで、軟骨全体をさわってみてください。今まで、その部位を骨だと思い込んでいた人は、その手ざわりと軟骨の動きを、よく味わってください。

息を吸うときは、肋骨は「上へ・外へ」と動きます。その可動域を味わい、それから吐くときの「下へ・内へ」の動きも味わいましょう。「下へ・内へ」の動きが、最後まで完結しているでしょうか？　歌手であっても、息を吐くときにこの可動域をフルに生かせていない人は多いのです。あなたは、そうならないようにしましょう。〈建設的な休息〉をおこないながら、呼吸の動きを完結させることを学べば、その効果は、喋ったり、歌ったりするときにはっきりと表れます。歌のフレーズと呼吸を同時に終わらせられたら、とても心地よいものです。これができるようになれば、反射的に、息を吸うのも楽々とできるようになります。

呼吸のとき、腹壁はどんなふうに動くのでしょうか？

腹壁とは体の前面だけでなく、側面、背面のすべてを指すことを覚えておいてください。あなたは腹壁全体をフルに動かしていますか、それとも、呼吸を妨げるような緊張がありますか？　呼吸をするときに、腹壁は緊張を感じるべきでしょうか？　もちろん違います。ただし、息を吐くときは内臓からの圧力が減るので、筋肉がダイナミックに跳ねかえる、心地よい感触があります。

〈建設的な休息〉は、呼吸のときの骨盤底の動きを探るには最適のワークです。骨盤底は、息を吸うときには、緊張に妨げられずに、下へ押し下げられなければなりません。息を吐くときも緊張がなく、圧力が減るのに従って、骨盤底がもとの位置に戻らなくてはなりません。歌うとき、この跳ねかえりは、呼吸の理想的なサポートと感じられます。呼吸を助けてくれるサポートなのです。

課題その4

体への意識を保ち、筋肉を自由にして、規則正しく呼吸ができたら、あなたのボディ・マップを完全にしましょう。すでに精確で、目的に十分かなうマップを持っている人は、さらに精密に、詳細にしたいと思うかもしれません。もしそうでないなら、課題その5に進んでいただいて結構です。

人によっては、ボディ・マップをシステマティックに整えたいと考える人もいます。解剖学の本を開き、最初の頁から最後まで、または頭のてっぺんから爪先まで、くまなく探求しようとします。ただしこれは例外的なケースで、必ずしもお勧めできることではありません。状況に応じて、現在あなたがいちばん必要としているものを探求すればいいのです。今なにが必要かということは、107頁の付録4「マッピング・プランの立て方とチェックリスト」を参考にしてください。

マッピングの間違いは、体の構造・機能・サイズのそれぞれに存在する可能性があります。このうち一つの領域に、特に集中したほうがいい人もいれば、間違いが全体のあちこちにあって、すべてに対応したほうがいい人もいます。何であれ、あなたの生活のいちばんの妨げになっているマッピングから、またはそれ自体が注意を喚起しているものから、始めればいいのです。

あなたのマッピングがどうなっているか、できるだけ明確に把握することから始めましょう。その結果がどうであったかも、できるだけ明確にさせましょう。あなたのボディ・マップは、動きにどのような影響を与えていたでしょうか？　それから、あなたのマップを、注意深く、解剖図に描かれた真実と比べてみてください。マップは真実とどんなふうに違っているでしょう？　それから、真実を自分のものにしましょう。真実をあなたの脳に記録してやるのです。それから動いてみましょう。真実の構造・機能・サイズに、動きを決定させるのです。古くて不正確なマップに取って代わった真実が、動きを決定づけるようになると、どれだけ動きが変わってくるかを実感してください。どんなふうに違いますか？　違いをしっかりと脳に記録しましょう。

真実が完全にマップに取りこまれて、古い不正確なマップと、それが指図していた動きのなごりが消えるまで、〈建設的な休息〉やその他のトレーニングで、マッピングを繰り返しましょう。

課題その5

ここでは、空間と時間の正しい関係が課題となります。当面は〈建設的な休息〉のための正しい関係を探るわけですが、それは結局は、人生のさまざまな状況においても正しい関係なのです。ですから、周囲の空間と真の関係を結びながら〈建設的な休息〉をおこなうことは、人生そのものを課題にしていることにつながるのです。

目覚めているときの意識は、基本的に三つの状態があります。一つは内省です。内省しているときには、注意力のすべて、あるいはほとんどが、あなた自身に向けられます。二つ目は外界観察です。このときには注意力のすべて、あるいはほとんどが、あなたの外にあるもの、あなたを取り巻く世界に向けられます。三つ目は包括的認識力です。このときには注意力は、あなた自身と世界の両方に向けられます。〈建設的な休息〉をおこなうときに養いたいのは、この状態です。

空間へアクセスしようというとき、周りを見まわし、見えるものすべてとあなたを関連づけることから始めるかもしれません。「そうだな、これが僕のいるところだ」とあなたは言います。「この空間にいるんだ」と。それから聴覚を使って、聞こえる音に耳をすまし、自分をそれに関連づけることもできます。触覚を使ってその空間を知ろうともするでしょう。たとえば気温や、空気の動き、床の肌ざわりと連続性など。あなたの感情は、その空間のことをなんと言っているでしょうか？　感情をその空間と関連づけて、真の意味で生かしてやりましょう。

次に、あなたは動くために（この場合は呼吸と微細な動きのために）好きな大きさの空間を要求することができます。今いる部屋に閉じこもる必要はありません。想像できるかぎり広い宇宙を要求してもいいし、教会《カテドラル》くらいの大きさでもいいのです。狭い練習室にいる音楽家は、動くためにコンサートホールほどの大きさを要求することもできます。公の場でスピーチをするときも、同様に効果的です。スピーチを準備するにあたっては、あなたは少なくとも聴衆に呼びかけられる程度の広さを要求するでしょう。こうしておけば、実際に演壇に登るとき、急に広いスペースに適応を迫られてショックを受けたりしなくてすみます。聴衆が収まるだけの広いスペースに、すでになじんでいるのですから。

動くためにより大きなスペースを要求するようになると、多くの人は、これまで感じていた緊張は、これまで要求していた狭い半球状のようなスペースのせいだと気づきます。狭いスペースは刺激物のようなもので、筋肉を緊張させることによって、それに反応していたのです。

ここで一つ、明確にさせておきたいことがあります。混乱しがちなポイントなのですが、わたしが今話しているのは、「パフォーマンスのためのスペースを想像する」ということではありません。これはとても難しいことですし、それ以上に逆効果になります。想像力はもっと効果的なところで使いましょう。わたしがここで言っているのは、今、ここで、あなたがパフォーマンスをしたり、講義をしたりするのに欲しいと思う、その大きさのスペースを要求するということです。これはあなたの周囲のスペースと関係をもつためのスキルです。聴衆がスペースを埋めたら、その人たちと本当の意味で関係をもつことがあなたの仕事でしょう。もしあなたが聴衆と関係をもつことができなかったら、彼らは騙されたように感じるでしょう。聴衆に話しかけることがあなたの仕事なのであって、注意を向けなくてもよい抽象的な存在を相手にしているのではないのですから。

音楽家ならば、時間と正しい関係を結ぶために〈建設的な休息〉を使うことができます。時間とは、リズムの素材です。アラ・ラカ〔インドの著名な打楽器奏者〕はミッキー・ハートにこう教えました。「リズムとは時間に過ぎない。時間は好きなように分割することができる」。音楽家は、知覚できない時間を分割することはできません。知覚とは、感覚的なものです。〈建設的な休息〉は、時間を知覚し、要求するように自分をトレーニングするための理想的なワークになるでしょう。空間を知覚し、要求するのと同じように、です。音楽家以外の人は、〈建設的な休息〉を、生活のさまざまなリズムと関連づけて使うことができるでしょう。

〈建設的な休息〉を終えるときには、体を緊張させないように注意しましょう。空間と時間とよい関係を保つために、体を緊張させる必要はないのです。その関係にはいつでも戻れるのですから。

〈建設的な休息〉とは瞑想のようなものか？　とよく訊かれます。答えは、ノーです。〈建設的〉瞑想とはたいてい、意識をふだんとは違う状態にもっていこうとするものです。〈建設的な休息〉は、ふだんの意識を、質の高い状態にもっていくワークです。つまり、ノーマルな状態への回帰なのです。

付録4
マッピング・プランの立て方とチェックリスト

このチェックリストは、あなたのボディ・マップを、修正または精密化すべきポイントを見つけだすためのガイドです。

これは、音楽家に向けた教育プログラム〈音楽家ならだれでも知っておきたい「からだ」のこと〉を教える先生たち〈アンドーヴァー・エデュケーター〉が作ったチェックリストですが、このDVDを制作するにあたって、一般の人向けに改訂・拡張したものです。

リストをチェックしてみた音楽家たちは、口々にこんなことを言いました。

「こんなことができるなんて知らなかった」

「自分がこんなことを望んでいるなんて思ってもみなかった」

あなたも、自分で実際にできること、できたらいいなと思っていることを知るために、このリストを活用してください。

いちばん簡単な方法は、すべての項目をひととおり読んで、当てはまるものにチェックを入れていくことです。チェックの入った項目は、あなたのボディ・マップのうち、注目する必要のない面、または、今すぐには注目しなくてよい面を表します。チェックの入らなかった項目は、注目すべきポイントです。必要に応じて、マッピングをおこなう優先順位を考えてみましょう。

自分で工夫して、このチェックリストをもっと活用している人もいます。番号を振ったり、色分けしたり、星印や丸印をつけたり、ラインを引いたりイラストを描きこんだりして、これからのボディ・マッピングの計画を立てています。

もしあなたが、テニスをするときに肘に痛みを感じていて、それがパソコンを操作するときでも違和感として残っているなら、腕のマッピングを最優先する必要があります。DVDのチャプター4「腕」のなかの「肘」のセクションを、できるだけ繰り返し見て、ていねいに触診をおこない、間違ったマップのせいで身についてしまった悪い習慣から抜けだして、すっかり楽に動けるようになるまで、マッピングの作業を続けてください。

ボディ・マッピング

⬇DVD チャプター 1

□ わたしは、ボディ・マップを持っていることを知っています。

□ わたしのボディ・マップは、修正できるし、もっと精密にすることもできます。

□ わたしは、わたしの脳の中にボディ・マップがあることを、マッピングしています。

□ わたしのボディ・マップは精確です。

□ わたしのボディ・マップは、わたしの目的に十分にかなっています。

□ わたしは、高度に洗練されて精密なボディ・マップを、楽しんでいます。

□ 動くとき、体のどこにも痛みがありません。

□ 痛みを起こさずに、動くことができます。

□ したいと思う動きを、すべて、安全に、することができます。

バランス

DVD チャプター2

□ わたしは、良いバランスを保って、世界を動きまわることができます。

▼「良い姿勢」vs 前かがみ

□ わたしは、前かがみではないし、過度に突っ張った「良い姿勢」でもありません。
□ 体の芯を中心として、バランスよく整えられています。
□ 背中側も、前面も、サイドも、体の芯を中心としてサポートされています。
□ わたしの体は、弾力があって、バランスが取れています。
□ 動くときには、動的《ダイナミック》な内側からの支えを感じます。

▼**頭と脊柱**

□ 頭は、脊柱の上で、動的《ダイナミック》なバランスを保っています。

□ 脊柱についての、わたしのマップは精確です。

□ 頭蓋骨についての、わたしのマップは精確です。

▼**腰椎**

□ 胸郭は、腰椎の上で、動的《ダイナミック》なバランスを保っています。

▼**股関節**

□ 上半身は、脚の上で、動的《ダイナミック》なバランスを保っています。

□ わたしのボディ・マップには、「ウエスト」は存在しません。

▼膝

□ わたしは、膝のところで、動的《ダイナミック》なバランスを保っています。

▼足首と足

□ 足から上の体は、足首のところで、動的《ダイナミック》なバランスを保っています。

□ 床面をはっきりと感じられるようなバランスを感じています。

▼腕構造

□ わたしの腕構造は、胴体の上で、心地よくバランスを保っています。

□ いつでも、どの方向にでも、両腕を動かすことができます。

筋感覚

⬇DVD チャプター3

□ わたしの筋感覚は、鋭敏です。

□ わたしは、筋感覚的な識別力をもっています。

□ わたしは、筋感覚からの情報に、反応できています。

□ わたしは、ほとんどの時間、筋感覚的に、しっかりと覚醒しています。

▼6つの感覚

□ わたしは、「五感」と並んで、六つめの「動きの感覚」もマッピングしています。

▼感覚を発達させる

□ 空間の中での自分の位置を、はっきりと正確に、認識できます。

□ 自分の大きさを、はっきりと正確に、認識できます。

□ 自分の動きの質を、はっきりと認識できます。

□ 体に緊張があるときは、はっきりとそれを認識できます。

□ 緊張があることを感じたら、すぐに、自分を自由にすることができます。

□ バランスがくずれているときは、はっきりとそれを認識できます。

□ すぐに、バランスを取り戻すことができます。

□ 1日を通して、適切な労力（ムダな労力ではなく）を使うことができます。

□ ムダな緊張を感じたら、すぐに、適切な労力に戻すことができます。

▼全身を認識する

□ わたしは、自分の感覚を、情報として活用しています。

□ わたしは、身体のそれぞれの部位を、からだ全体の一部として感じています。

腕

DVD チャプター 4

□ 腕には、三つだけでなく、四つの関節があります。わたしはそれをしっかりとマッピングしていて、四つの関節をそれぞれ、指し示すことができます。

□ 動かすとき、腕はとても軽いと感じます。

▼ぶらさがる

□ わたしは、鎖骨と肩甲骨が、楽にふわっとぶらさがっているように感じています。

▼腕の最初の二つの関節

□ わたしは、良い上腕肩甲リズムで動いていると感じます。

□ わたしは、胸鎖関節を、上手に使っています。

□ わたしは、上腕肩甲関節を、上手に使っています。

□ 肩甲骨は、可動域をフルに使って、動くことができます。

□ 鎖骨は、可動域をフルに使って、動くことができます。

□ 上腕骨は、関節窩《かんせつか》の中で、自由に回転しています。

▼肘

□ 肘に、痛みや故障はありません。

□ 回内または回外の動きを、肘で、十分に楽々とおこなうことができます。

□ 前腕の筋肉は、リラックスしています。

□ 手と前腕は、手首のところで動かす必要のないときは、ニュートラルの状態になっています。

□ わたしは、前腕の回転の動きを、精確にマッピングしています。

▼手首

□ わたしの手首は、動かすときに、十分に長く、自由を保っています。

□ わたしは、手首を平たいものとか、固定したものだとは思っていません。

□ わたしは、手首を縮めていません。

□ わたしは手首を動かすとき、手首にある三つの関節すべてを使っています。

▼手

□ 親指は、ほかの４本の指に向き合って、自由に動いています。

□ 手を動かすとき、痛みは感じません。

□ わたしの手は、動かしても、疲れを感じません。

□ わたしの手は、触覚、そして筋感覚とも、鋭敏です。

□ 手を動かすときの労力は適度なもので、ムダな労力は使っていません。

▼腕の全体

□ わたしは、腕構造を、小指の先から肩甲骨の端に至るまで、はっきりと知覚しています。

□ わたしの腕は、子どもの頃からの、自然な構造を保っています。

□ わたしはいつも、腕を、からだ全体の一部として、知覚しています。

▼腕のサポート

□ 腕を動かすときに、重たく感じられることはありません。

□ 腕を動かすときに、しっかりとサポートされていると感じます。

脚／足

DVD チャプター5

▼動的《ダイナミック》な協調

□ 歩くとき、全身が協調して動いていることを、感じとっています。

▼股関節

□ わたしは、股関節と骨盤底が、体を上下に分ける真ん中だということを知っていて、脚の上で動的《ダイナミック》なバランスを保っています。

□ 立っているとき、脚の上で安定したバランスを保っています。

□ 座っているとき、体重を椅子に伝える坐骨の上で、バランスを保っています。

□　わたしは、股関節の位置を、高すぎず、また中央に寄りすぎない位置で、精確にマッピングしています。

□　股関節は、その可動域をフルに使って、動いています。

□　脚を動かすとき、腰の緊張は感じません。

▼腕と脚の協調

□　四肢をもった体という意識をもち、どのような動きでも、腕と脚が協調していることを感じています。

▼骨盤

□　わたしは、脊柱から、骨盤のアーチを通って、体重が脚に伝えられていることを、はっきりと感じとっています。

▼膝

□ わたしは良いバランスを保っているので、膝をロックしたり慢性的に曲げたりしていません。

▼足首と足

□ 体重が足のアーチにしっかり伝わっているので、安定して立っていられます。

□ 歩くときの歩幅は一定していて、一歩一歩に弾力性《スプリング》を感じとれます。

□ わたしは自分に合った歩き方を知っています。歩幅が広すぎたりしていません。

▼脚とバランス

□ わたしは良いバランスを保っているので、脚の動きは躍動的です。

□ わたしは良いバランスを保っているので、わたしの脚をはっきりと知覚できます。

呼吸

⬇DVD　チャプター6

□　わたしは、緊張を感じず、自由に呼吸しています。

□　いつも、必要なだけの空気を確保できます。

▼肺

□　わたしは、吸いこんだ空気が体のどこへ行くのか、精確に知っています。

□　わたしは、呼吸するときの肋骨の動きを、はっきりと知覚しています。

▼骨格系

□　わたしは、呼吸の運動が、骨格系にサポートされていることを感じています。

□ 呼吸は、骨格系の動きであることを感じています。

▼筋肉系

□ わたしは、呼吸をおこなう筋肉が、それ以外の筋肉を動かすことを、許しています。

□ 呼吸のとき、腹壁を硬くしたりしません。

□ 呼吸のとき、骨盤底を硬くしたりしません。

▼バランス

□ 呼吸は、体の良いバランスによって促進されていると感じます。

□ アンバランスな状態が呼吸を妨げていたら、すぐに修正することができます。

▼横隔膜

□ わたしは、横隔膜を、筋肉として、正確にマッピングしています。

□ 横隔膜は、息を吐くときではなく、吸うときに動きます。そのことをわたしは精確にマッピングしています。

□ 横隔膜は、垂直ではなく、ほぼ水平なものだということを、精確にマッピングしています。

□ 横隔膜の動きそのものは知覚できないことを知っています。でも、横隔膜の収縮と弛緩が生み出す動きは、はっきりと感じています。

□ わたしの横隔膜は、可動域を上から下までフルに使って、動いています。

▼全身の体験

□ 呼吸するとき、全身に動きが起こることを感じています。

▼**呼吸と脊柱**

□ わたしは、脊柱が、息を吸うときには寄り集まって縮み、息を吐くときには伸びることを、許しています。

□ わたしの呼吸は、動的《ダイナミック》にサポートされていることを感じます。

▼**呼吸は動き**

□ わたしは、呼吸を動きとして感じています。

□ わたしは、楽に呼吸を始めることができます。

□ わたしは、楽に呼吸を終えることができます。

全身のマッピング

DVD　チャプター　7

▼統合体としての体

□　わたしは、脊椎動物であることを正しくマッピングしています。脊柱のてっぺんにバランスよく頭がのっていて、前肢（腕）はバランスよくぶらさがり、体重は骨盤を通り、下肢（脚／足）から地面へと伝えられています。わたしの体は、そのすべての統合体です。

□　わたしは、四肢をもつ存在であることを、正しくマッピングしています。

▼部分と全体

□ 動くとき、わたしは、それぞれの関節でつながっていることを感じます。

ボディ・マップの修正

DVD チャプター 8

□ わたしは、ボディ・マップの修正が必要なときに、さまざまな方法があることを知っています。体の絵を描く、自分に質問する、解剖学の図を見る、触診、上手な動きを見てまねをする、自分の身振りを観察する、鏡を使う、文化による思い込みを正す、〈建設的な休息〉のワークをする、など。

包括的な注意力

DVD　チャプター9

□ わたしは、ある一点に「集中」したり、じっと観察したりするのとは違う、質の良い注意力を発揮することができます。

□ 自分自身と、周囲の世界とを、同時に知覚することができます。そこには緊張や、分裂はありません。

□ わたしは、自分自身と周囲の世界とを、流動する一つのまとまり《ゲシュタルト》として、体験しています。

訳者あとがき

本書は、バーバラ・コナブル著、エイミー・ライカー編のＤＶＤ *Move Well, Avoid Injury: What Every Needs to Know About the Body.* Andover Productions, LLC., 2009. の日本語版です。オリジナル版ではエイミー・ライカーがナレーションを担当していますが、その英語テキストを日本語に翻訳し、小野ひとみによるナレーションに置き換えました。さらに、日本ではまだコナブルのボディ・マッピング®が一般には知られていないことから、日本語版独自の解説原稿を新たに依頼し、ＤＶＤと書籍をセットにして、より親切な、情報量の多い形にしました。新たな原稿執筆を快く引き受けてくれたバーバラ・コナブルとエイミー・ライカー、そして転載を許諾いただいたウィリアム・コナブルとＴ・リチャード・ニコルズ博士に心から感謝いたします。

わたしは２０００年に、それまで長年にわたってアレクサンダー・テクニークの指導を受けていたバーバラ・コナブル先生の著書『音楽家ならだれでも知っておきたい「からだ」のこと』を日本で翻訳・出版しました。この「音楽家なら……」は、バーバラが創始した、音楽家のための教育プログラムの名前で、わたしはアレクサンダー・テクニークと同時に、そのプログラムの公認指導者「アンドーヴァー・エデュケーター」になるためのトレーニングも受けていたのです。翻訳出版は幸い、日本で好評をもって迎えられ、以来わたしは、日本におけるボディ・マッピングの普及に努めてまいりました。

最初は、音楽家を主な対象として指導してきましたが、同時にアレクサンダー・テクニークの教師として、音楽家以外の一般の方々にもレッスンをおこなうなかで、積極的にボディ・マッピングを取り入れてきました。生徒さんたちの反応はとてもよく、ボディ・マッピングの効果は明らかで、いつか、一般向けのボディ・マッピングの教本が出版されることを待望しておりました。

２００９年、バーバラ先生と、当時のアンドーヴァー・エデュケーターズの代表で、敬愛する同僚のエイミー・ライカーが、その望みを叶えてくれました。Move Well, Avoid Injury（上手に動けば、体は傷まない）と題されたそのＤＶＤは、ボディ・マッピングとは何かを、懇切丁寧に、明快に、説明してくれています。

人間の脳の中には、動きを決定づける「ボディ・マップ（体の地図）」があること、成長するにつれて、文化的な思い込みや良くない習慣によってボディ・マップが不正確になり動きが悪くなってしまうこと、でも、マップは意識的に修正・精密化できること、それによって体の動きがもっと自由に、効率のよいものになること……。

脳の中に「地図」があることは、近年の脳科学の進歩によって、一般の人にも知られるようになってきましたが、それを自分で「描き直す」ためのここまで実践的なガイドは、ほかにないと言っていいでしょう。

このＤＶＤブックの出版にあたり、長年、〈音楽家ならだれでも知っておきたい「からだ」のこと〉シリーズの数々の書籍と、アレクサンダー・テクニークの関連書の翻訳・出版にご尽力いただいた、株式会社春秋社と、編集者の片桐文子さんに、厚く御礼申し上げます。さらに、私の拙く慣れないナレーションの制作に、忍耐強く付き合ってくださった、株式会社ポマト・プロの丸泉滋樹さんに感謝申し上げます。

このＤＶＤブックが、皆様の今後の生活に活かされ、健やかな心身の活動と喜びの多い日々につながれば、幸いです。

アンドーヴァー・エデュケーター
アレクサンダー・テクニーク教師
小野ひとみ

日本語版に寄せて

わたしは、何年かまえに、小野ひとみさんがボディ・マッピングとアレクサンダー・テクニークの教育を始めるというときに、招かれて、日本を訪問する光栄に浴しました。彼女は、音楽家たちが、ボディ・マッピングとアレクサンダー・テクニークを学ぶことによって、もっと自由に、優雅に動けるようになり、体を傷めてキャリアを中断したりしないように、手助けをしたいと願っていました。

その後、彼女は、優れたアレクサンダー・テクニーク教師として20年以上、また「アンドーヴァー・エデュケーターズ®日本」の代表として15年以上、際立った成功を収めています。この間、アンドーヴァー・エデュケーターズの書籍は、何冊も日本語に翻訳され、あくまで実践的なその翻訳のおかげで、たくさんの生徒が、動きについての神経生理学的な知識を効果的に学べるようになりました。さらに、このDVDによって、音楽家のみならず広く一般の日本の人々が、日常生活の中でボディ・マッピングを生かせるようになることでしょう。

わたしは、ボディ・マッピングとアンドーヴァー・エデュケーターズに対する彼女のこれまでの多大なる貢献に対し、心から感謝するとともに、今後いっそうの活躍を祈っています。

アレクサンダー・テクニーク教師
アンドーヴァー・エデュケーターズ創立者
バーバラ・コナブル
http://bodymap.org/

１９９８年、世界的に著名なアレクサンダー・テクニーク教師、バーバラ・コナブルは、身体学のしっかりした基礎をもつ音楽教育をおこなうという使命をかかげ、志のある教師たちの集まり、アンドーヴァー・エデュケーターズを創立しました。２０１０年に私たちは、アメリカ合衆国においてアンドーヴァー・エデュケーターズを非営利組織とし、「動く体」についての精確な情報を提供することによって、音楽家のキャリアを守り、より確かなものへと向上させることを目標として、活動を続けています。

私たちアンドーヴァー・エデュケーターズは、小野ひとみさんと日本のアンドーヴァー・エデュケーターたちが、長年にわたって、たくさんの人々にボディ・マッピングとアレクサンダー・テクニークを教え、伝えてきたことに敬意を表します。そして、新しい日本語のＤＶＤブックとして公刊されることを、心から喜んでいます。

このＤＶＤと本は、人間の体というものが「動き」の中でどのように働いているのか、多くの人に伝えたいという願いをもって制作されました。アンドーヴァー・エデュケーターズはこれまでにたくさんの書籍を刊行してきましたが、主に音楽家を対象にしたものでした。このＤＶＤは、初めて、音楽家に限らず、広く一般の方々に向けて制作されたものです。人間は、より良いボディ・マップをもてば、もっともっと自由に動くことができるのです。そのために、このＤＶＤをおおいに活用していただければと願っています。

日本語版のために多大なる力を尽くしてくださった小野ひとみさんに、心からの感謝を献げます。またこのプロジェクトを推進してくださった春秋社と、担当の片桐文子さんにも感謝申し上げます。

アンドーヴァー・エデュケーターズ
公認教師養成ディレクター
エイミー・ライカー

〈DVD BOOK〉

ボディ・マッピング

だれでも知っておきたい「からだ」のこと

2014 年 9 月 15 日　初版第 1 刷発行
2020 年 3 月 10 日　　　第 9 刷発行

著　者＝バーバラ・コナブル、エイミー・ライカー
訳　者＝小野ひとみ
発行者＝神田　明
発行所＝株式会社　春秋社
〒101-0021　東京都千代田区外神田 2-18-6
電話　(03)3255-9611(営業)・(03)3255-9614(編集)
振替　00180-6-24861
https://www.shunjusha.co.jp/
装　幀＝高木達樹
日本語版 DVD 制作協力＝株式会社ポマト・プロ
印刷・製本＝萩原印刷株式会社

MOVE WELL, AVOID INJURY:
What Everyone Needs to Know About the Body

ISBN 978-4-393-97045-4 C0077　　Printed in Japan
定価はカバー等に表示してあります

バーバラ・コナブル（Barbara Conable）
『音楽家ならだれでも知っておきたい「からだ」のこと』の著者として著名。アレクサンダー・テクニーク教師として指導するなかで、より適確な心身への理解の必要性を感じ、ボディ・マップを探求。のちに、心身両面のコントロールが必要な音楽家に向けて、ボディ・マッピングを軸にした新しい教育プログラムを開発。公認教師の団体「アンドーヴァー・エデュケーターズ」により、レッスンおよび教師養成事業がおこなわれている。このDVDで、初めて、一般の日常生活に向けたプログラムを公開する。
http://bodymap.org/

エイミー・ライカー（Amy Likar）
フルーティスト、アレクサンダー・テクニーク教師。コナブルの教育プログラムの最初の後継者。「アンドーヴァー・エデュケーターズ」前代表、現在は公認講師養成ディレクター。

小野ひとみ（Hitomi Ono）
アレクサンダー・テクニーク教師、一般社団法人アンドーヴァー・エデュケーターズ日本 代表理事。『音楽家ならだれでも知っておきたい「からだ」のこと』『音楽家のためのアレクサンダー・テクニーク』など訳書多数。著書『アレクサンダー・テクニーク——やりたいことを実現できる〈自分〉になる10のレッスン』も合わせて、いずれも版を重ねている。
http://www.amac.co.jp/
http://www.bodymap-jp.org/

DVD チャプター・ガイド

Chapter 1 ボディ・マッピング （約５分）

1-1 ボディ・マップ（体の地図）

1-2 ボディ・マップを描きまちがえると……

わたしたちは、自分の体の理解に応じて動いている

解剖学的な真実

注意力と意志力

1-3 ボディ・マップと身体論

ボディ・マップに注目した科学者たち(*)

ボディ・モデル、ボディ・スキーム、内部表現

1-4 ボディ・マップの効用

身体論に基づいた、さまざまな教育的なメソッド

日常生活も、もっと快適に

自分のボディ・マップを知る

この DVD の内容

ボディ・マップの効用

（＊）**ジョン・ヒューリングズ・ジャクソン**（John Hughlings Jackson; 1835-1911） 英国で「神経学の父」と仰がれる医師。**チャールズ・スコット・シェリントン**（Charles Scott Sherrington; 1857-1952）「シナプス」の命名で知られる、英国の神経生理学者。ノーベル賞受賞。**コルビニアン・ブロードマン**（Korbinian Brodmann; 1868-1918）ドイツの神経学者。大脳新皮質を区分した「ブロードマンの脳地図」で知られる。**ワイルダー・ペンフィールド**（Wilder Penfield; 1891-1976）アメリカ生まれのカナダの脳外科医、神経解剖学者。てんかん治療と大脳の機能地図で知られる。**ジョン・モーガン・オールマン**（John Morgan Allman）米国の生物学者。脳の進化、特に、視覚情報を脳がどう処理しているかの研究で知られる。**ポール・バキリタ**（Paul Bach-y-rita; 1934-2006）米国の神経学者。ニューロプラスティシティ（神経可塑性）の最初期の探求者の一人。**アーサー・D. クレイグ**（Arthur Craig）米国の神経学者。痛みや熱など身体の諸症状と感情・意識との関係を探求。**ヒューゴ・クリッチレー**（Hugo Critchley）英国の神経学者。社会的評価ストレス下における運動制御など、情動と身体の関係を探求。**アントニオ・ダマシオ**（Aontoni Damasio; 1944-）ポルトガル出身、米国の脳科学者。著書『デカルトの誤り』『自己が心にやってくる』など。**リイッタ・ハリ**（Riitta Hari）フィンランドの神経科学者。**ヘンリー・ヘッド**（Henry Head; 1888-1947）、**ゴードン・ホームズ**（Gordon M. Holmes; 1876-1966）英国の神経学者。「ボディ・スキーマ」概念の提唱者。**マルコ・イアコボーニ**（Marco Iacoboni）米国の脳科学者。著書『ミラーニューロンの発見』など。**ヴィラヤヌル・S. ラマチャンドラン**（Vilayanur S. Ramachandran; 1951-）インド出身、米国の神経科医、神経学者。著書『脳のなかの幽霊』など。**テオドール・ラスミュッセン**（Theodore Rasmusssen; 1910-2002）カナダの脳科学者。ペンフィールドとの共著『脳の機能と行動』。**アレン・ウー**（Allen Wu）。

Chapter 2 | バランス （約 30 分）

2-1 「良い姿勢」vs. 前かがみ

バランスは、動きを楽にする

体の中心で、体重を支え・伝える脊柱

「背中」vs. 体の芯
脊柱の前半分と後ろ半分
正しいマップ→良い動き
体の中心線にある６つのポイント
体を「真っ直ぐに」しすぎると……
前かがみ
２つの姿勢を交互に
姿勢を修正する
バランスを感じとる筋感覚

2-2　頭と脊柱

中心線上の大切なポイント
頭と脊柱
悪い姿勢がもたらす悪影響
精確なボディ・マップの効用
ボディ・マップを知り、修正する
頭と脊柱がつながる場所：AO 関節
「はい」と「いいえ」の動き
頸椎のカーブ
脊柱のカーブと椎骨の大きさ
頭のバランスはとれていますか？
体の認識力、筋感覚、痛み
痛みのレセプターと動きのレセプター
全身を認識する
人間は動く生き物

Chapter 3 | 筋感覚 （約 7 分）

3-1 6 つの感覚

第 6 の「動きの感覚」――筋感覚
触覚と筋感覚
筋感覚の使い方を学ぶ

3-2 感覚を発達させる

無視されてきた筋感覚
バランスをくずし、緊張している例
位置・動き・サイズの情報

3-3 全身を認識する

「全体の中の一部」をとらえる筋感覚の能力
認識力が薄れる
全体と部分
認識されない部分
筋感覚と、他の感覚を統合する

Chapter 4 | 腕 （約 40 分）

4-1 ぶらさがる

腕は肋骨にのっていない

Chapter 5 脚／足 （約 10 分）

5-1 ダイナミックな協調

脚を快適に動かすために、胴体の良いバランスが必要

歩く

自分の歩幅を見つけよう

股関節、膝、足首の協調

頭・胴体・腕の協調

5-2 股関節

ターンアウトとターンイン

「腰」という言葉

骨盤

5-3 腕と脚の協調

体重は、座骨をとおして椅子に伝わる

脚と腕の動き

5-4 骨盤

自由な腕には、自由な脚が必要

骨盤のかたちと傾き

5-5 膝

「膝頭」は「膝」ではない

膝の動きが起きる場所

5-6　足首と足

leg（レッグ＝脚）と foot（フット＝足）

「足首」の正しい場所

足のアーチ構造

5-7　脚とバランス

「脚と腕」は似ている

「四肢をもった体」という意識

胴体が自由になると……

Chapter 6 | 呼吸　（約 17 分）

6-1　肺

3 つのシステム――呼吸器系、筋肉系、骨格系

肺の位置と大きさ

6-2　骨格系

骨格系が呼吸器系を支える

肋骨の動き

胸郭は硬い檻《おり》ではない

「ウエスト」は胴体の境目ではない

6-3　筋肉系

肋骨を動かす内肋間筋

Chapter 7 全身のマッピング （約３分）

7-1 統合体としての体

部分を「全体」の一部ととらえる
ボディ・マップの「機能」の間違い

7-2 部分と全体

関節で連結された脊椎動物
脊柱は、全身のすべてと関わっている
調和のとれた、なめらかな動き

Chapter 8 ボディ・マップの修正 （約 10 分）

8-1 絵を描く
8-2 自分に質問する
8-3 解剖学の図を見る
8-4 触診
8-5 すぐれた動きをまねる
8-6 自分の身ぶりを観察する
8-7 鏡を見る
8-8 文化による思い込みを正す